LISA SPIEGEL

Die Systemische Therapie mit der Inneren Familie *mit Kindern*

LISA SPIEGEL

Die Systemische Therapie mit der Inneren Familie mit Kindern

Aus dem amerikanischen Englisch von Sabine Bongartz

arbor
Arbor Verlag
Freiburg im Breisgau

Die Originalausgabe erschien 2017 unter dem Titel: *Internal Family Systems Therapy with Children* bei Routledge, einem Imprint von Taylor & Francis Group, New York.

Deutsche Erstausgabe
1. Auflage 2020

Lektorat: Judith Mark, Freiburg
Titelfoto: ©Roygbiv/freepik.com
Umschlaggestaltung und Satz: mediengenossen.de
Druck und Bindung: Kösel, Krugzell

Dieses Buch wurde auf 100 % Altpapier gedruckt und ist alterungsbeständig.
Weitere Informationen über unser Umweltengagement finden Sie unter
www.arbor-verlag.de/umwelt

www.arbor-verlag.de

ISBN 978-3-86781-261-0

Für Audrey und Maris –
für alle ihre Teile, die großen und die kleinen.

Inhalt

Vorwort

Es ist mir eine sehr große Freude, die einleitenden Worte für dieses wunderbare Buch von Lisa Spiegel zu schreiben. Ich entwickelte das Modell der Systemischen Therapie mit der Inneren Familie (IFS) in den frühen 1980er-Jahren. Zu jener Zeit arbeitete ich hauptsächlich mit innerstädtischen Jugendlichen und ihren Familien am Institute for Juvenile Research in Chicago. Während manche die Idee von Persönlichkeitsanteilen sofort mit Begeisterung aufnahmen, erschloss sie sich anderen nur schlecht, und es erforderte viele Sitzungen, ehe die Jugendlichen sich dazu bereit erklärten, sich auf ihre Innenwelten einzulassen. Die wenigen Male, bei denen ich IFS auf Kinder anwenden durfte, waren dagegen beeindruckend. Ich bat ein Kind zum Beispiel, mir von einem bestimmten Teil seiner Persönlichkeit zu erzählen, und der Junge oder das Mädchen berichteten mir dann ganz spontan von vier anderen Teilen und wie diese zueinander in Beziehung standen. Die Kinder hatten viel Spaß daran, ihre Teile für mich aufzumalen oder Handpuppen zu benutzen, um mit den Teilen zu sprechen.

Ich hatte mich im Aufbaustudium mit den traditionellen Einsichten zur kindlichen Entwicklung beschäftigt und erwartete daher nicht, dass Kinder über die nötigen inneren Ressourcen verfügen würden, um auf die gleiche heilende Weise wie Erwachsene mit ihren Teilen umzugehen. Es war daher sehr überraschend für mich, dass ich schnell auf das gleiche Niveau an Selbstmitgefühl und Neugier in ihrem sich entwickelnden

Geist zugreifen konnte, wie bei meinen erwachsenen Patienten. Die Kinder konnten sich um ihre Teile kümmern und sich so selbst heilen, auch wenn dies häufig auf konkretere, deshalb jedoch nicht weniger effiziente Art und Weise geschah als bei Erwachsenen. Diese Entdeckung bestärkte meine Vermutung, dass diese inneren Ressourcen, die ich das *Selbst* nannte, nicht erlernt werden, sondern ein jedem von uns innewohnendes Geburtsrecht sind.

Mein Interesse blieb jedoch weiterhin darauf ausgerichtet, verhaltensauffälligen Jugendlichen und ihren Eltern zu helfen und später erwachsene Überlebende sexueller Gewalt zu behandeln. Daher konnte ich das Gesamtpotenzial des IFS-Modells mit Kindern nicht näher erkunden. Mit der Zeit wurde das IFS-Modell bekannter, und einige talentierte Kindertherapeutinnen schlossen sich der IFS-Bewegung an und berichteten von beeindruckenden Ergebnissen in frühen Therapiesitzungen. Eine solche Therapeutin war Pam Krause. Heute ist sie eine unserer führenden Ausbilderinnen. Sie erstellte vor Kurzem die erste Beschreibung der IFS-Therapie mit Kindern in einem Kapitel des Buches *Internal Family Systems Therapy: New Dimensions*. Ich bin für dieses Kapitel sehr dankbar, denn ich werde bei meinen weltweiten Präsentationen zur IFS-Therapie immer wieder gefragt, wie der Ansatz mit Kindern funktioniert. Ich murmele dann meist vor mich hin, Kinder seien nicht von ihren Teilen wegsozialisiert und könnten diese leicht abrufen und die Therapie sei leicht in eine Spieltherapie integrierbar. Jetzt kann ich die Fragenden auf Pams Kapitel verweisen. Es ist ausgezeichnet, aber es ist kurz und behandelt das Thema daher nur in eingeschränkter Weise. Ich wünschte mir ein Buch zur IFS-Therapie mit Kindern, befürchtete jedoch, es würde nie geschrieben. Denn für dessen Erfolg müsste sein Verfasser erstens ein Experte auf dem Gebiet der Psychotherapie mit Kindern sein und Spieltherapie einsetzen; er oder sie müsste sich zweitens sehr gut mit IFS auskennen und, drittens, über die Fähigkeit verfügen, den Zauber und die Ehrfurcht gebietende Wirkweise der IFS-Therapie mit Kindern zu Papier zu bringen.

Auftritt Lisa Spiegel. Sie hat über 30 Jahre Erfahrung in der psychotherapeutischen Arbeit mit Kindern und beschäftigt sich seit 2010 mit IFS. Sie gründete gemeinsam mit Jean Kunhardt Soho Parenting und wird aufgrund ihrer Fachkenntnis, was Kinder und Eltern betrifft, häufig in den Medien zitiert. Als sie mir zum ersten Mal erzählte, dass sie an diesem Buch arbeitete, hielt sich meine Begeisterung in Grenzen, denn ich wusste nicht, ob sie schreiben konnte. Dann schickte sie mir ihr Manuskript, und ich war begeistert. Ihre Fallbeispiele entsprechen nicht nur genau der Theorie und dem praktischen Ansatz von IFS, sondern sind auch spannend zu lesen. Dieses Buch ist nicht nur ein wichtiger Beitrag zur wachsenden Literatur zu IFS, sondern auch zur Psychotherapie mit Kindern im Allgemeinen. Dafür bin ich immens dankbar.

DR. RICHARD C. SCHWARTZ

1 Meine Einführung in die Systemische Therapie mit der Inneren Familie (IFS)

Im Alter von 17 Jahren saß ich für meine jährliche Vorsorgeuntersuchung im Wartezimmer meines Kinderarztes. Ich fühlte mich ausgesprochen fehl am Platz. Das Wartezimmer war voll: ausgelassene Jungen im Grundschulalter, Mütter mit Babys auf dem Arm und ein Mädchen im Kleinkindalter.

Ich verdrehte die Augen und meinte zu meiner Mutter: »Ich mag Dr. Fox wirklich sehr, aber heute bin ich zum letzten Mal hier. Ich fühle mich wie eine Außerirdische.«

Meine Mutter nickte: »In Ordnung. Du kannst ab heute dann zu einem Erwachsenen-Arzt gehen.«

Mit einer Kinderzeitschrift in der einen und einem Hochglanzmagazin über Stars in der anderen Hand sah ich mich im Zimmer um. Ich bemerkte, dass das kleine Mädchen mich ansah. Ich erwiderte ihren Blick, und so begann der Weg, der mich zur Systemischen Therapie mit der Inneren Familie und zum Schreiben dieses Buchs führte.

Die großen braunen Augen des kleinen Mädchens schienen so viel sagen zu wollen. Sie stand abseits von ihrer unkonzentrierten Mutter, ihr Arm war auf die Stuhllehne gestützt. Dieses so kleine Kind schien alleine zu sein, und ich sah, sie war traurig. Sie hob ihren Kopf und blickte mich an, und ich nahm ihren verstummten Geist in der Stille ihres Körpers wahr. Ich erinnere mich daran, wie ich ihr mit meinen Augen sagte: »Ich sehe, dass etwas nicht stimmt.« Ich lächelte sie an, um eine fürsorgliche Verbindung herzustellen. Sie schien die Geste in sich aufzunehmen und hielt den Blickkontakt unseres wortlosen Dialogs so lange, bis ich aufstand. Ich winkte und sie hob die Hand, als wollte sie mich ein letztes Mal zum Arzt meiner Kinderjahre schicken.

Von diesem Tag an arbeitete ich mit Kindern: als Gruppenleiterin für psychisch beeinträchtigte Kinder, als Erzieherin am Vassar College, in einem therapeutischen Kindergarten für Säuglinge und Kleinkinder minderjähriger Mütter am Bellevue Hospital und als Mutter eigener Kinder. Für meinen Hochschulabschluss in Entwicklungspsychologie am Lehrerseminar der Columbia University tauchte ich in das Studium der sozio-emotionalen, sprachlichen und kognitiven Entwicklung ein, dies jeweils vor dem Hintergrund der Bindungsbeziehung, wie John Bowlby (Bowlby, 1975) und Mary Ainsworth (Ainsworth, 1982) sie verstehen.

Seit 1987 arbeite ich mit Kindern und Eltern am Soho Parenting, dem von meiner Kollegin und Geschäftspartnerin Jean Kunhardt und mir gegründeten Eltern- und Psychotherapiezentrum. Jean und ich trafen uns bei der gemeinsamen Arbeit in der Kinderabteilung der pädiatrischen Ambulanz des Bellevue Hospital. Das Bellevue Hospital stand in den 1980er-Jahren an vorderster Front bei der Behandlung von Familien, die von Armut, AIDS und der Kokain-Epidemie betroffen waren. Jean und ich leiteten Gruppen minderjähriger Mütter, stellten Kindern, die Opfer sexueller Gewalt waren, Spieltherapie zur Verfügung und arbeiteten mit Kinderärzten, Gynäkologen und Geburtshelferinnen zusammen, um Familien fächerübergreifende Hilfe anzubieten. Wir lernten, was menschliche Resilienz angesichts enormer Traumata und Schwierigkeiten ist.

Jean und ich wurden 1986 dann zufälligerweise beide fast zur gleichen Zeit schwanger. Wir beschlossen, das Bellevue zu verlassen, um uns auf unsere Familien zu konzentrieren. Unsere Erfahrung als Leiterinnen der Gruppen für minderjährige Mütter lieferte Ideen für unsere weitere berufliche Laufbahn. Wir entwickelten den Plan, solche Müttergruppen gewissermaßen »umzurüsten« und einer anderen Bevölkerungsschicht anzubieten. Wir erstellten ein Curriculum, das gleichermaßen praktische Informationen zur Entwicklung von Babys und die Untersuchung psychologischer Veränderungen während der Mutterschaft enthielt. Wir nannten unsere Praxis ParenTalk und hielten unsere ersten Gruppensitzungen in meinem Wohnzimmer an der Upper West Side von Manhattan ab. Die Hilfe und Beratung, die diese Mütter in den Gruppen erhielten, nahmen eine zentrale Stelle in ihrem Leben ein. Diese Gruppen waren zu jener Zeit die ersten ihrer Art in New York. Wir fühlten uns dazu inspiriert, unser therapeutisches Angebot auszubauen und einem größeren Publikum anzubieten. Eine Kollegin am Bellevue Hospital stellte den Kontakt zu Dr. Marie Keith und Dr. Robert Coffey von der Kinderarztpraxis Soho Pediatrics her. Diese vorausdenkenden Kinderärzte wollten ihren Patienten psychologische und erzieherische Unterstützung zur Verfügung stellen. Und so begann eine erfolgreiche Partnerschaft mit Soho Pediatrics. Wir boten den Eltern Elterngruppen und Therapiesitzungen an. Während unsere Praxis größer wurde und sich unsere Beziehungen zu unseren Patienten und Patientinnen vertiefte, wurde klar, dass die Eltern ebenfalls einen sicheren Ort brauchten, an dem sie ihren eigenen Herausforderungen in ihren Ursprungsfamilien und Ehen auf den Grund gehen konnten. Unser Aufgabenfeld wuchs. Jean und ich schrieben zusammen mit Jeans Schwester Sandra K. Basile *Mother's Circle* (Kunhardt, Spiegel & Basile, 1996), ein Buch über das erste Jahr als Mutter. Gemeinsam mit Soho Pediatrics zogen wir in eine neue schöne Praxis, und aus unserem Baby ParenTalk wurde Soho Parenting, ein übergreifendes Eltern- und Psychotherapiezentrum.

Während dieser Jahre widmete ich mich meiner eigenen Weiterentwicklung und bildete mich in neuen therapeutischen Methoden weiter. Die letzten 25 Jahre sind durch ein immenses Wachstum im Bereich der Psychotherapie gekennzeichnet. Die Hirnforschung, die Körper-Geist-Verbindung und die Integration östlicher Praktiken und Einsichten in unser westliches Leben sowie kognitive Verhaltensinterventionen erlebten einen Boom. Meine eigene berufliche Evolution verlief parallel zu dieser Entwicklung.

Ebenso wie bei vielen anderen Klinikern und Klinikerinnen in den 1980er-Jahren fußte meine Arbeit auf der psychoanalytisch orientierten Spiel- und Gesprächstherapie. Dr. Anni Bergman, eine Schülerin von Margaret Mahler und selbst eine wichtige Stimme auf dem Gebiet der Psychoanalyse, war eine meiner maßgeblichsten Mentorinnen (Mahler, Pine & Bergman, 2008). Dieser theoretische Rahmen bildete eine solide klassische Grundlage, auf der ich meine vielschichtige und reiche klinische Praxis aufbaute. Ich bin in den folgenden Ansätzen ausgebildet: EMDR (Eye Movement Desensitization and Reprocessing, deutsch: Desensibilisierung und Verarbeitung durch Augenbewegungen; Shapiro, 1998, 2001; Parnell, 2006); LifeForce Yoga gegen Angststörungen und Depressionen (Weintraub, 2004, 2012); Relational Life Therapy, der von Terrence Real entwickelten Paartherapie (Real, 2007); sowie Trennungs- und Scheidungsmediation. Ich praktiziere seit fast 20 Jahren Yoga und beschäftige mich mit der physischen, spirituellen und psychologischen Weisheit dieses alten Systems der Selbstfürsorge.

Im Jahr 2010 nahm ich an einem einwöchigen Workshop zur Systemischen Therapie mit der Inneren Familie (IFS) teil, die von Dr. Richard Schwartz am Cape Cod Institute entwickelt wurde. Ich hatte sein Buch *Systemische Therapie mit der inneren Familie* (Schwartz 2018) gelesen und war sehr angetan von seiner Beschreibung der Funktionsweise der menschlichen Psyche. IFS (Internal Family Systems) ist ein psychotherapeutisches Modell, das systemisches Denken und das Konzept der Multiplizität des Geistes miteinander verbindet. Ein solcher achtsamkeitsbasierter Selbsterforschungsprozess führt zu einem besseren Verständnis, zu mehr Selbstmitgefühl und zu einer Minderung der Emotionsintensität.

Schwartz' Einflüsse als Familientherapeut gehen sowohl auf Salvador Minuchin und die strukturelle Schule der Familientherapie (Minuchin 1977) als auch auf Jay Haley und seine strategische Familientherapie (Haley 1981) zurück. Zu Beginn seiner Karriere arbeitete Schwartz mit Patienten und Patientinnen mit Essstörungen, insbesondere Bulimie. Sein Erstansatz war, die Krankheit im Kontext der Familie zu sehen. Er benutzte Methoden aus der Familientherapie, um die familiären Ungleichgewichte zu ändern und zu therapieren, die als Ursache der Essstörung galten. Zu seiner Enttäuschung verbesserte sich die Symptomatik nur geringfügig. Schwartz beschloss daher, seinen Fokus von der äußeren Familie weg zu verlagern und den Beschreibungen der inneren Erfahrungen seiner Patienten größere Beachtung zu schenken. So erfuhr er von den nicht enden wollenden Zyklen von Essanfällen, Erbrechen, Erleichterung, Schuld und Scham, als hätten verschiedene Teilpersönlichkeiten zu verschiedenen Zeiten die Kontrolle. Schwartz zitiert eine Patientin wie folgt: »Innerhalb von zehn Minuten war ich eine ausgeglichene Berufstätige, ein ängstliches, unsicheres Kind, eine wütende Furie und eine gefühllose Fressmaschine. Ich habe keine Ahnung, wer davon ich wirklich bin. Ich weiß nur, dass ich es hasse, so zu sein.« (Schwartz 2018) Schwartz achtete genau auf solche Zyklen. Es schien, als ob sich verschiedene Teile oder Persönlichkeiten im Geist seiner Patientinnen miteinander unterhielten und stritten.

Das Konzept der Multiplizität des Geistes gibt es schon seit Jahrhunderten. Es wurde bereits von Philosophen wie Platon und Hume (Hume 2013) postuliert sowie von Psychoanalytikern wie Freud (Freud 1999) und Jung (Jung 1976) und zeitgenössischen Denkerinnen und Denkern (Satir 1975; Satir 1978 1988; Rowan, J. 1990; Carter 2008; Steinberg 2001; Schwartz 2018; Schwartz & Goulding 1995). Die Multiplizität des Geistes ist eine Möglichkeit, die Komplexität der menschlichen emotionalen Erfahrung zu verstehen. Sie erklärt, warum jeder von uns so viele verschiedene und scheinbar widersprüchliche Gefühlszustände und Gedanken in sich tragen kann. Sie umfasst die Vorstellung, dass der natürliche Zustand des menschlichen Geistes viele verschiedene Persönlichkeiten oder mehrere Selbst hat, die wiederum die Gesamtheit unseres Seins ausmachen. Obwohl diese Theorie nicht neu ist, war es Schwartz' direkte Erfahrung mit seinen Patientinnen und Patienten, die ihn den Geist als kohärentes System verschiedener »Teile« oder Teilpersönlichkeiten betrachten ließ, jede einzelne von ihnen mit ihren eigenen Vorstellungen, Gefühlen, Handlungen und Zielen.

Multiplizität stellt ein Kontinuum dar, und »eine gesunde Differenzierung zwischen den inneren Teilen des Selbst erlaubt es uns, unseren psychologischen und emotionalen Reichtum zu genießen und uns an die Anforderungen des Alltags anzupassen. Wir können tagträumen und dennoch unser Kind baden. Wir können wütend auf einen Freund sein und dennoch einen Vortrag auf der Vorstandssitzung halten.« (Goulding & Schwartz, 1995) Am anderen Ende des Kontinuums befindet sich die dissoziative Identitätsstörung, bei der die Multiplizität so ausgeprägt ist, dass es keine kohärente Identität, sondern nur noch autonom funktionierende Teile gibt, welche kein Gewahrsein vom jeweils anderen Teil mehr haben. (American Psychiatric Association, 2013)

In der Mitte dieses Kontinuums befinden sich die Bulimie-Patientinnen von Schwartz. Für diese Frauen standen die Teilpersönlichkeiten im Konflikt miteinander. So sehr Schwartz auch aufmerksam und beherzt versuchte, Änderungen zu bewirken, ihre Symptome blieben. Und wie es so oft der Fall ist, führte Frustration zu Kreativität. Schwartz begann, damit zu experimentieren, direkt mit den disparaten Stimmen zu reden und sie nach ihrer Sicht des Problems zu befragen. Wenn viele Teile gleichzeitig zu reden und im Konflikt miteinander zu stehen schienen, bat Schwartz bestimmte Teile, in ein imaginäres Wartezimmer zu gehen, genauso wie er während einer Familientherapiesitzung ein Familienmitglied aus Fleisch und Blut bat, den Raum zu verlassen.

Stellen Sie sich eine Familientherapiesitzung mit dem Fokus auf einer Bulimie-Patientin vor. Die Therapeutin bittet den kritischen Vater, den Raum zu verlassen und ins Wartezimmer zu gehen, damit der Rest der Familie offener und ehrlicher reden kann. So treten neue Informationen zutage, mit denen die Therapeutin dann arbeiten kann. Als Schwartz einen kritischen Persönlichkeitsteil bat, sich in das virtuelle Wartezimmer zu begeben, trat das gleiche Phänomen ein. Die anderen Teile fühlten sich nun sicher, ihre Ansichten auszudrücken. Obwohl dieser Ansatz unkonventionell war, sprachen Schwartz' Patientinnen sofort darauf an. Schwartz begann, diese Stimmen oder Einheiten als ein inneres System zu sehen, welches ganz so wie ein Familiensystem funktionierte.

Er kam darüber hinaus zu der Erkenntnis, dass es eine weitere Präsenz gab – ein gesundes, kluges, mitfühlendes Zentrum oder »Selbst«, das in jedem Patienten und jeder Patientin existierte. Immer wieder berichteten Patienten, nachdem ihre Teile sich bereit erklärt hatten, beiseitezutreten, dass sie in ihrem »wahren Selbst« waren oder dass sie sich nun wie »sie selber« fühlten. Diese klinische Erleuchtung führte zu einem maßgeblichen Konzept von IFS: zur Überzeugung, dass es ein Selbst gibt. Schwartz machte die Erfahrung, dass diese nicht wertende, liebevolle und gesunde Präsenz in der Lage war, den Persönlichkeitsteilen des Patienten Mitgefühl und ein tiefes Gefühl der Fürsorge und Verbundenheit entgegenzubringen. Wenn eine Beziehung zum Selbst hergestellt wurde, war es offensichtlich, dass sogar die aggressivsten Teile oder solche, die beim Patienten zu einer Selbstsabotage führten, ihre positive Absicht für den Patienten bestätigten. Sowie das Selbst in der Lage war, diese positive Absicht zu verstehen und wertzuschätzen, beobachtete Schwartz eine Veränderung bei seinen Patientinnen und Patienten. Sobald das Selbst anstatt der reaktiven und extremen Teile die Leitung dieses inneren Systems übernahm, gab es mehr Akzeptanz, Mitgefühl und Teamarbeit zwischen den Teilen. Es war bemerkenswert: Schwartz und seine Patientinnen stellten fest, dass die Symptome abnahmen. Schwartz sah sich von der sich vollziehenden psychischen Veränderung inspiriert und fing an, sein Modell auf der Basis dieser therapeutischen Begegnungen sowie der positiven Veränderungen zu erweitern. Dieses Experiment im inneren Labor des Geistes seiner Patienten führte zur Entwicklung des IFS-Protokolls.

Viele psychotherapeutische Ansätze und unsere Kultur im Allgemeinen gehen davon aus, dass das, was uns verletzt – Angst, Suchterkrankungen oder auch Aggression –, unser Feind ist und verbannt oder gemieden werden muss. Im Gegensatz dazu postuliert Schwartz, dass diese Teile auf ihre ganz eigene Art versuchen, uns zu beschützen und sich um uns zu kümmern. Direkt und mitfühlend mit diesen Teilen zusammenzuarbeiten hilft ihnen, ihre Aktivität abzuschwächen und gibt ihnen das

Gefühl, dass man sich um sie kümmert. Schwartz erkannte, dass unser inneres Familiensystem sich beruhigt und unsere Persönlichkeitsteile harmonischer zusammenarbeiten, wenn wir *alle* unsere Teile willkommen heißen, auch jene, die in unserem Leben Chaos anrichten.

Am ersten Tag des Workshops in Cape Cod erzählte Schwartz uns von seinen beruflichen Erfahrungen. Ich war fasziniert und wollte das Modell in Aktion sehen. Zu Beginn führte Schwartz die Gruppe durch eine Meditation, mit deren Hilfe sie Zugang zu einem oder mehreren Persönlichkeitsteilen finden, sie vielleicht im Körper fühlen, ein Bild des Teils sehen oder einen inneren Dialog hören sollte. Das war mein erster Kontakt mit IFS im empirischen Sinn. Vielleicht möchten Sie auch eine Übung ausprobieren. Bitte lesen Sie die nachfolgende Anleitung. Schließen Sie dann die Augen. Vielleicht gelingt es Ihnen auch, auf einen Teil von Ihnen zuzugreifen.

ÜBUNG: EINEN TEIL FINDEN

- Nehmen Sie eine bequeme Haltung ein und kommen Sie zur Ruhe. Die rechte Hand liegt auf der linken in Ihrem Schoß, die Daumen berühren sich. Atmen Sie zehnmal tief durch die Nase ein und aus. Zählen Sie beim Ein- und Ausatmen jeweils bis vier.
- Achten Sie auf jede Empfindung in Ihrem Körper und auf den Fluss Ihrer Gedanken.
- Rufen Sie sich ein Ereignis ins Gedächtnis, bei dem Sie auf jemanden oder etwas wütend waren, und lassen Sie die Situation vor Ihrem inneren Auge Revue passieren.
- Achten Sie genau auf jede Veränderung in Ihrem Körper. Vielleicht spannen sich Muskeln an, vielleicht ist es ein Gefühl im Bauch oder Ihr Atem oder Herzschlag verändert sich. Nehmen Sie diese Empfindungen einfach nur wahr.

- Versuchen Sie, sich auf den Teil Ihrer Persönlichkeit zu konzentrieren, der in diesem Szenario aufgebracht ist. Vielleicht sehen Sie ein Bild von sich selbst oder ein Bild, das die aufgebrachten Gefühle repräsentiert. Bitten Sie dieses Bild oder diesen Teil mit Mitgefühl und Neugier, Ihnen den Grund für seine Aufgebrachtheit mitzuteilen.
- Lassen Sie den Teil wissen, dass Sie hören möchten, worüber er aufgebracht ist. Wenn Sie bemerken, dass andere Reaktionen zwischen diesen Aspekt und Ihr neugieriges, offenes Herz treten, dann bitten Sie sie bestimmt und mit Mitgefühl, beiseite und in ein Wartezimmer zu treten, damit Sie dem aufgebrachten Teil zuhören können.
- Fragen Sie den aufgebrachten Teil, wie er Ihnen helfen möchte. Was will er Sie wissen lassen? Verbringen Sie etwas Zeit mit diesem Teil.
- Fragen Sie ihn, wie Sie ihm helfen können.
- Nachdem er Ihnen von seinen Gefühlen und Überzeugungen erzählt hat, danken Sie ihm für seinen Besuch.
- Hat es geklappt und konnten Sie einen Teil von sich visualisieren? Verspürten Sie während dieser Übung irgendwelche körperlichen Empfindungen? Hatten Sie das Gefühl, dass es eine Einheit in Ihnen gab, die mit Ihnen kommunizierte? Haben Sie etwas über sich selbst erfahren, das Sie vorher nicht wussten?

Als ich diese Übung in Cape Cod machte und Schwartz' geführter Meditation folgte, kam das Bild eines Gesprächs mit meiner Schwester auf. Ich sah uns beide vor meinem geistigen Auge. Ich spürte, wie sich mein Brustkorb verengte und meine Körpertemperatur anstieg. Ich sah den gebeugten Kopf meiner Schwester und die Bewegungen meiner Arme. Während ich den Anweisungen der Meditation folgte, trat ich mit diesem Teil von mir in Kontakt, der aufgebracht schien. Ich fragte ihn, was nicht stimmte und warum er so erregt sei. Er teilte mir mit, dass er meinte, sich um eine Situation im Leben meiner Schwester kümmern zu müssen, und dass, wenn er meiner Schwester nicht sage, was sie zu tun habe, etwas Schreckliches geschehen würde. Ich fragte den Teil, ob er sah, dass meine Schwester traurig war. Er verneinte. Er fühle nur das dringende Bedürfnis, sie zu erreichen. Ich ließ diesen Teil wissen, dass ich sehr gut verstand, wie viel Verantwortung er empfand. Daraufhin setzte sich dieser Teil hin und neigte seinen Kopf nach vorn! Er sagte, er fühle sich, als lastete das Gewicht der ganzen Welt auf seinen Schultern. Ich konnte neben ihm sitzen und meine Hand auf seinen Rücken legen. Gegen Ende der Meditation bat er mich, mit ihm in Kontakt zu bleiben, und ich erwiderte, dass ich das tun würde.

Ich weiß schon lange um das schwierige Gefühl der Verantwortung in meiner Ursprungsfamilie und hatte über Jahre in meiner eigenen Therapie daran gearbeitet. Doch niemals zuvor hatte ich erlebt, direkt von einem Teil von mir zu hören. Es war beeindruckend, zu sehen, wie dieser Teil auf meinen Trost reagierte. Ich sah, wie mein überlasteter Zustand dazu führen konnte, dass ich mich anderen gegenüber rechthaberisch und unsensibel verhielt.

Die Übung beeindruckte und inspirierte mich. Ich war gespannt auf die Erfahrungen meiner Kolleginnen und Kollegen. Judy Bernstein, eine erfahrene Kinderpsychologin und in der buddhistischen Psychologie verankerte Meditationslehrerin, hatte anders auf die Übung reagiert als ich. Judy sah keinen Teil der eigenen Persönlichkeit, mit dem sie interagieren konnte. Die Vorstellung, voneinander getrennte Persönlichkeits-Einheiten zu haben, beunruhigte sie. Sie lief dem buddhistischen Konzept zuwider, dass der Glaube an ein Getrennt-Sein genau das ist, was zu Leiden führt. Im Buddhismus gilt: Je größer die Anhaftung an das Selbst ist, desto mehr menschliches Leid erfahren wir. Judy war also nicht allzu sehr von Schwartz' Theorie angetan, sie war aber interessiert und wollte wissen, was diese Workshop-Woche bringen würde. Jean, meine Geschäftspartnerin, hatte einen sehr skeptischen Teil in sich selbst wahrgenommen. Er schien in ihrem Kopf zu sein. Sie sah ihn als männlich, er verdrehte die Augen und machte sich sarkastisch über die Übung lustig. Jean stellte mit einer gewissen Belustigung fest, dass die Skepsis sich als getrennter Teil über innere Bilder, körperliche Empfindungen und Sprache manifestierte.

Unsere unterschiedlichen Reaktionen dienten uns als nützliche Erinnerung an die Vielfältigkeit der Gefühle (oder wage ich, sie als Teile zu bezeichnen?), die ausgelöst werden, wenn wir mit neuen Informationen konfrontiert werden. Ich bin normalerweise offen und neugierig in Bezug auf neue Ideen und Konzepte. Nichtsdestotrotz löste das Erlernen eines komplett neuen Modells, das übliche Praktiken in der Psychotherapie auf den Kopf stellte, eine komplexe Reaktion aus. Wenn wir Therapeutinnen, die wir Jahre und vielleicht sogar Jahrzehnte in unsere Ausbildung und klinische Praxis investiert haben, von einem neuen Heilungsmodell erfahren, kann das Teile von uns aktivieren, die abschätzig, defensiv, skeptisch, unsicher sind oder sich unzulänglich fühlen. In meiner Laufbahn gab es mehrere Momente, in denen solche Gefühle aufkamen.

Ich erinnere mich, wie es war, als ich 1999 zum ersten Mal von EMDR hörte. EMDR wurde von Francine Shapiro (Shapiro 1998) entwickelt und ist eine psychotherapeutische Methode zur Verarbeitung von Traumata, die seitliche Augenbewegungen zusammen mit dem Fokus auf verstörende Gedanken oder Erinnerungen einsetzt. Eine meiner Patientinnen hatte eine Beratung mit einem EMDR-Therapeuten und verließ die Sitzung mit einem Gefühl der Erleichterung, die sie so in der psychoanalytischen Gesprächstherapie mit mir nicht erlebt hatte. Sie beschloss, ihre Therapie mit mir zu beenden und auf EMDR umzusteigen. Obwohl ich ihr alles Gute wünschte und sie in ihrer Entscheidung unterstützte, war ich innerlich am Boden zerstört: Ich fühlte mich unzulänglich, verwirrt und unsicher. Ich erinnere mich auch an eine sarkastische innere Stimme, die unverzüglich kommentierte: »Sicher – gehen Sie nur zu diesem Finger-Voodoo.«

Betrachte ich diese Erfahrung durch das IFS-Objektiv, verstehe ich sie nun ganz anders. Heute weiß ich, dass die sarkastische Stimme ein Beschützer-Teil war, der versuchte, meine Verletzung zu lindern. Meine

Reaktion ist, so glaube ich, vielen Therapeuten und Therapeutinnen geläufig, die neue Methoden erlernen. Glücklicherweise blieb ich nicht in meiner abschätzigen und sarkastischen Haltung. Meine Neugier und meine Verpflichtung, mich über Neues in der Psychotherapie auf dem Laufenden zu halten, setzten sich durch und führten dazu, dass ich mich schon im darauffolgenden Jahr in EMDR ausbilden ließ. EMDR ist heute eine vom Department of Veteran Affairs anerkannte Behandlung posttraumatischer Belastungsstörungen sowie ein gut recherchiertes psychotherapeutisches Modell (van der Kolk 2018). Die EMDR-Therapie gehört heute zu den vielen nützlichen Werkzeugen, die ich bei meiner Arbeit mit Patienten einsetze. Meine Gefühle der Unsicherheit und der Skepsis zu tolerieren hat es mir ermöglicht, zu lernen, innerlich zu wachsen und meinen Patientinnen und Patienten ein vielfältiges Spektrum an therapeutischen Interventionen anzubieten.

Ich möchte Sie dazu ermutigen, sich beim Lesen dieses Buchs und der in ihm vorgestellten Konzepte der Bandbreite der in Ihnen entstehenden Emotionen bewusst zu werden. Bemerken Sie Ihre Neugier, Ihre Geringschätzigkeit, Ihre Skepsis oder alle Emotionen zusammen. Nehmen Sie Ihre Reaktionen und Gedanken wahr und versuchen Sie dann, ihnen zu erlauben, einfach nur zu *sein*. Wenn wir alle unsere Gefühle willkommen heißen, stellen wir eine innigere Beziehung zu unserer authentischen inneren Erfahrung her. Und das kann schlussendlich zu einer noch größeren Offenheit gegenüber den vielfältigen Erfahrungen unserer Patienten führen.

Während der Woche in Cape Cod hörten wir Vorträge, trafen uns in kleinen Gruppen mit IFS-Therapeuten und sahen praktische Demonstrationen der Methode. Judy Bernstein, Jean und ich beobachteten weiterhin unsere Reaktionen auf dieses neue Modell. Jeans skeptischer Teil war sehr aktiv, und sie beschloss, an einer Demonstration mit Schwartz vor 75 Klinikern teilzunehmen. Wir alle sahen, wie Jean einen »Hüterin«-Teil und einen »Skeptikerin«-Teil identifizierte. Schwartz bat Jeans »Skeptikerin«, beiseitezutreten und Jean zu ermöglichen, mit ihrer »Hüterin«

zu arbeiten, damit sie selbst entscheiden konnte, ob IFS half. Wir sahen, wie Jean offen mit einem Teil von ihr arbeitete, dem die Verantwortung oblag, sich in ihrer Ursprungsfamilie um viele jüngere Geschwister zu kümmern. Dieses Erlebnis war zutiefst bewegend. Am Ende der Sitzung bat Schwartz die »Skeptikerin«, zurückzukommen und die Sitzung zu kommentieren. Die »Skeptikerin« sagte: »Ich brauche nun einmal Beweise, und die habe ich jetzt bekommen.« Jean war von da an überzeugt und ist heute selbst eine versierte IFS-Therapeutin.

Judy betrachtete einige ihrer Kindheitserfahrungen durch das IFS-Objektiv und fand dies sehr hilfreich. Obwohl sie dann doch keine IFS-Ausbildung machte, wendet sie bis heute Konzepte aus dem IFS-Modell mit ihren Patientinnen an. Meine Reaktion auf den Workshop war ein komplettes Überwältigt-Sein angesichts der scheinbar großen Gemeinschaft, die in meinem Kopf lebte und deren Mitglieder meine Aufmerksamkeit verlangten. Ich bat meine Gruppenleiterin Joanne Gaffney um eine Einzelsitzung. Ich wollte wissen, ob das Arbeiten mit einigen dieser nunmehr aktivierten Teile helfen würde. Aus erster Hand erlebte ich den fließenden Verlauf einer IFS-Sitzung: das meditative Tempo, die Arbeit mit jeweils nur einem Teil, das Gefühl der tiefen Verbundenheit mit einem Teil der eigenen Persönlichkeit. Die Sitzung beruhigte meine innere Familie und bestärkte mich in meinem Entschluss, mich in IFS ausbilden zu lassen. Der wichtigste Schritt war für mich, selbst eine IFS-Therapie zu machen. Ich fing an, regelmäßig mit Joanne zu arbeiten. Joanne ist meine wichtigste IFS-Lehrerin. Sie half mir, persönliche Wunden zu heilen, und sie hat mir das Potenzial von IFS vermittelt.

Eine persönliche Erfahrung vom Beginn meiner eigenen Therapie veranschaulicht dieses Modell möglicherweise besser. Die meisten von uns haben innere selbstkritische Stimmen. IFS bezeichnet diese Stimmen als »Innere Kritiker«. Trotz meiner beruflichen Erfolge und tiefen Verbundenheit mit geliebten Menschen war mein Innerer Kritiker sehr aktiv. Joanne half mir, diesen Inneren Kritiker näher zu erkunden und mich auf ihn als inneren Teil zu konzentrieren. Ich war überrascht und zugleich belustigt, dass, wenn ich die Augen schloss, um mich auf diesen Teil einzustimmen, dieser sich als der höhnische Bösewicht Snidely Whiplash aus einem Zeichentrickfilm meiner Kindheit manifestierte! (Bild 1.1)

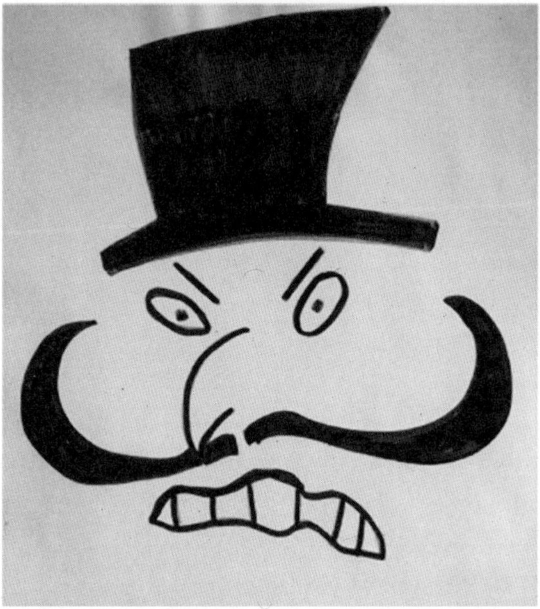

Bild 1.1: Mein Innerer Kritiker: der höhnische Bösewicht »Snidely Whiplash«

Interessanterweise sahen viele meiner Teile aus wie Zeichentrickfiguren aus den 1960er-Jahren; ein Beleg dafür, dass sie sich in jenen zehn ersten Jahren meines Lebens bildeten. »Snidely Whiplash« zwirbelte böse seinen Schnurrbart, während er kritische und sarkastische Kommentare zu meiner Persönlichkeit und meinen Kompetenzen abgab. Sobald diese zunächst amorphe Stimme konkret Gestalt annahm als Bild, Sprache und sogar Empfindung an einer bestimmten Körperstelle, war ich in der Lage, einen Dialog mit diesem Teil zu beginnen und ihn kennenzulernen. Über das IFS-Protokoll lernte ich, dass dieser Teil entstand, als ich ungefähr sechs Jahre alt war. Er wollte Kritik an mir üben, bevor es ein anderer tat. Er kritisierte mich, um mich zu verstärkter Arbeit an mir selbst anzuregen, um möglichst perfekt zu sein und damit Verlegenheit und Scham aus dem Weg zu gehen.

Im Laufe weniger Sitzungen fühlte es sich für »Snidely« besser an, mit meinem mitfühlenden Selbst verbunden zu sein. Er gab schließlich zu, dass er es satthatte, mich ständig anzutreiben, dass er dies seit Jahrzehnten tat und dass er erschöpft war. All das löste in mir den Wunsch aus, mich um ihn zu kümmern. Es war schwer zu glauben, dass dieser Teil, der mich seit Jahren kritisierte, nun Wertschätzung und Mitgefühl in mir auslöste. Ich konnte ihm mitteilen, dass er nicht länger Kritik einsetzen musste, um mich auf dem Weg zu unterstützen, mein Potenzial zu verwirklichen. *Ich* konnte das nun auf liebevolle Art selbst tun. Ich ließ ihn wissen, er könne sich jetzt ausruhen, und sah, wie er sich entspannte und die Füße hochlegte. Ich begann zu verstehen, dass selbst Teile, die negativ scheinen, eine positive Absicht haben, eine Intention, die in ihrem Bemühen, schmerzliche Gefühle von uns abzuwenden, extrem werden kann. Ich war nun bereit, eine Verbindung zu dem verletzten Teil vo mir herzustellen, der meinte, er sei nicht gut genug.

»Snidely« trat zurück und erlaubte mir, den jungen fünfjährigen Teil meiner selbst kennenzulernen, dessen Beschützer er war. Es war ein sehr wachsamer, ruhiger, verletzter Teil von mir, der traurig war, wenn die Eltern Kritik übten. Nachdem dieser junge Teil in einem als »Entlasten« bezeichneten Prozess geheilt wurde, zeigt sich »Snidely« als Innerer Kritiker nur noch selten, wenn überhaupt. Er war von seiner Beschützerrolle befreit. Ich bin dankbar für seine Bemühungen, mich in all den Jahren zu beschützen und einen besseren Menschen aus mir zu machen, aber mein Geist ist jetzt ein mitfühlenderer und liebevollerer Ort.

Zusätzlich zu meiner eigenen Therapie beschäftigte ich mich intensiver mit IFS, indem ich die Trainingsmodule I, II und III machte. Ich absolvierte den Akkreditierungsprozess, der Gruppen- und Einzelbetreuungen mit Jay Earley beinhaltete. Jay Earley ist der Autor von *Meine innere Welt verstehen*, einem phänomenalen Buch für Laien und Therapeuten, das dem besseren Verständnis von IFS und deren Anwendung auf die eigene Person dient (Earley 2014; Earley, 2016). Earleys Bücher sind wie ein Schritt-für-Schritt-Handbuch, um die Konzepte und das Protokoll von IFS zu verstehen und anzuwenden. Er benutzt eine leicht verständliche Sprache und Illustrationen der Teile sowie des Selbst und macht so aus der IFS-Therapie eine einfache und sehr angenehme Erfahrung. In seinem Vorwort schreibt er: »Gute Therapeuten arbeiten immer an sich selbst und entwickeln sich beständig. IFS hat meine Selbsterforschung verfeinert und vertieft. Mehr als vierzig Jahre lang habe ich mich aktiv mit verschiedenen Therapien, Methoden zum persönlichen Wachstum beschäftigt, und IFS hat dieses Bestreben auf eine andere Ebene gehoben.« (Earley 2014, S. 9) Meine eigene Erfahrung mit IFS spiegelt diese Erkenntnis exakt wider.

Ich hatte darüber hinaus das große Glück, dass Pamela Krause, die Therapeutin mit der größten Erfahrung in der IFS-Therapie mit Kindern, meine Hauptausbilderin im Trainingsmodul I war. Ich nahm an ihrer Supervisionsgruppe zur IFS-Therapie mit Kindern teil. Sie war eine der organisiertesten Lehrerinnen mit dem übersichtlichsten Lehrplan, die ich je hatte. Von ihrem Fachwissen mit Kindern als Patienten zu erfahren, war eine Inspiration. Krauses Kapitel im 2013 erschienenen Buch *Internal Family Systems Therapy: New Dimensions* beschreibt brillant die Grundlagen der IFS-Praxis mit Kindern. (Krause 2013)

Ich habe IFS in meine Praxis integriert und nutze sie gleichermaßen in der Arbeit mit Erwachsenen wie mit Kindern. Das Feedback der Erwachsenen entspricht meiner eigenen Erfahrung. Sie berichten, dass sie sich innerlich ruhiger fühlen. Wenn sie deprimiert, wütend oder hoffnungslos sind, können sie sich an dem Wissen festhalten, dass diese Gefühle nur Teile von ihnen sind und sie nicht in ihrer Ganzheit repräsentieren. Die meisten Menschen sind überrascht ob der Entdeckung, dass auch die schwierigen Teile ihnen auf die eine oder andere Weise helfen wollen. Mit dieser Erkenntnis empfinden die Patienten häufig eine enorme Dankbarkeit diesen schwierigen Teilen gegenüber, statt weiterhin in

Opposition mit ihnen zu stehen. IFS ist ein akzeptierender und nicht pathologisierender Ansatz der Psychotherapie.

Mit dem Wachsen der IFS-Gemeinschaft wuchsen auch die finanziellen Mittel für empirische Studien. Im Jahr 2015 erkannte die US-amerikanische Substance Abuse and Mental Health Services Admininstration (SAMHSA) IFS als Therapie an und nahm sie in das National Registry for Evidence-Based Programs and Practices (NREPP) auf. Die Basis dafür war eine im Dezember 2013 im *Journal of Rheumatology* veröffentlichte Studie. (Shadick, Sowell, Schwartz et al., 2013)

Die Studie untersuchte 36 Wochen lang Patienten mit rheumatoider Arthritis am Brigham and Women's Arthritis Center in Boston (Massachusetts). Die Patienten wurden nach dem Zufallsprinzip entweder einem Aufklärungs- und Verhaltenstraining zur rheumatoiden Arthritis (RA) oder einem IFS-Programm zugewiesen. Sie wurden dann sowohl körperlich als auch emotional anhand verschiedener Testverfahren und Kriterien bewertet, wie zum Beispiel dem Beck-Depressions-Inventar, dem State-Trait-Angstiventar, dem RA Disease Activity Index und der Neff Self Compassion Scale. Die Bewertung fand vor Behandlungsbeginn, in den Wochen 3, 6 und 9 sowie ein Jahr nach Interventionsende statt.

Am Ende der neunmonatigen Intervention wurden die Patienten mithilfe der oben genannten Testverfahren und Fragebögen untersucht. Selbst eingeschätzte Gelenkschmerzen, körperliche Funktion, Selbstmitgefühl und allgemeine Schmerzbehandlung hatten sich in der IFS-Gruppe gegenüber der Erziehungsgruppe statistisch signifikant verändert. Ein Jahr nach der Intervention wies die IFS-Gruppe bei Anwendung der genannten Test- und Einstufungsverfahren eine nachhaltige Verbesserung auf. Als Resultat dieser Studie wird IFS als *wirksam* bei der Verbesserung der generellen körperlichen Funktion sowie des Wohlbefindens eingestuft.

Es gibt auch eine Reihe wissenschaftlicher Veröffentlichungen zum Thema IFS mit Erwachsenen, Kindern und Familien, darüber hinaus Bücher für Kinder über ihre Persönlichkeitsanteile (Biggs 2013; Kropp 2012) und sogar Brettspiele über Persönlichkeitsteile (Mones 2014).

Dieser wachsende Literaturbestand hat meine Begeisterung für und mein Vertrauen in IFS als wirksame Therapiemethode noch gesteigert. Meine Erfahrung mit meiner zwölfjährigen Patientin Esther hat mich dazu inspiriert, meine Notizen aus Sitzungen sowie die Zeichnungen und Bilder meiner Patienten zu sammeln und darüber nachzudenken, was ich selbst zur IFS-Literatur beitragen könnte. Ich werde Ihnen später mehr über Esthers Behandlung erzählen, aber ich denke, die nachfolgende Anekdote über ihre erste Sitzung illustriert gut, warum IFS mit Kindern so überzeugend ist.

Esther litt an einer starken Angststörung, mit der sie und ihre Eltern kaum zurechtkamen. Sie hatte eine mehrmonatige kognitive Verhaltenstherapie gemacht, aber ihre Symptomatik hatte sich nicht verbessert. Ihre Eltern hatten von IFS gehört, wussten jedoch nicht, dass die Therapie auf Kinder angewandt werden konnte. Nachdem die kognitive Verhaltenstherapie keine Erfolge verzeichnet hatte, beschlossen sie, IFS auszuprobieren. In ihrer ersten Sitzung bat ich Esther, die Augen zu schließen, mit ihrer Aufmerksamkeit nach innen zu gehen und zu sehen, ob sie ihren »Besorgt«-Teil hören, fühlen oder sehen konnte. Mit geschlossenen Augen und gleichmäßigem Atem hörte sie seine Stimme und spürte ihn im Bauch. Als er sich ihr im Gespräch mit ihrem offenherzigen, neugierigen Selbst offenbarte, öffnete Esther die Augen und sagte voller Verblüffung: »Er hat mir gesagt, dass er mich liebt! Die Therapeutin, bei der ich vorher war, hat gesagt, dass er mich hasst und nicht mein Freund ist und wir ihn loswerden müssen. Er sagt mir, er liebt mich und versucht, mich irgendwie zu beschützen.«

Esthers Erkenntnis war der Beginn einer sehr innigen Verbindung, die sie zu ihren Teilen aufbaute, und der Anfangspunkt einer deutlichen Reduzierung ihrer Angst. Innerhalb von wenigen Monaten hatte sich ihre Angst so verringert, dass sie bereit war, an einer Kinderfreizeit mit Übernachtung teilzunehmen. Ihre Eltern berichteten später, dass sie einen entspannten Sommer voller Freude und Spaß hatte. Diese und ähnliche Reaktionen von Kindern im Alter von vier bis zwölf Jahren sind für mich ein großes Glück. Die immer wieder verblüffende Fähigkeit von Kindern, ihre Innenwelten in Form von Spielen, Rollenspielen, Kunst und Bewegung zu offenbaren, verliert für mich nichts von ihrem Zauber. Ihre Albernheit, ihre Ernsthaftigkeit und ihre Fähigkeit, letztendlich zu vertrauen und zu heilen, sind für mich über die Jahre ein großes Geschenk gewesen. Die Integration des IFS-Protokolls in die Art und Weise, wie ich die letzten 30 Jahre Spieltherapie praktiziert habe, hatte beträchtliche Auswirkungen. Es ist bemerkenswert, wie schnell sich Symptome der Angst, des elektiven Mutismus oder schwere Probleme bei der Windelentwöhnung und körperliches Ausagieren mithilfe der IFS-Therapie abschwächen oder gar ganz verschwinden.

Dieses Buch ist mein Versuch, sowohl IFS-Kliniker*innen als auch Nicht-Klinikern die Theorie und Praxis der IFS-Therapie mit Kindern und Familien nahezubringen. Ich hoffe, die Fallgeschichten, die Zeichnungen und Knetfiguren der Kinder und die Erklärungen zum Therapieansatz regen weitere Kindertherapeuten dazu an, sich in IFS ausbilden zu lassen.

In diesem Kapitel haben Sie von meiner persönlichen IFS-Reise erfahren. In den nächsten Kapiteln werde ich die Schlüsselkonzepte und die Praxis der Systemischen Therapie mit der Inneren Familie näher beleuchten. Ich stelle viele Fallbeispiele vor, die eben diese Konzepte belegen und hervorheben. Ich gebe Ihnen Übungen mit auf den Weg, damit Sie, liebe Leser und Leserinnen, dieses Modell in Aktion erleben können. Sie werden sehen: Das Potenzial dieser Methode besteht darin, Sie selbst in Aktion zu erleben. Wir wissen, dass die persönliche Erfahrung der wichtigste Antrieb zum Lernen ist. Zusätzlich zu den Geschichten, Bildern, Knetfiguren und Auszügen aus Sitzungsprotokollen stelle ich Ihnen Aktivitäten und Werkzeuge vor, die ich hilfreich finde. Ich hoffe, diese elegante Persönlichkeitstheorie und transformative Therapiemethode wird Sie genauso in ihren Bann ziehen wie mich.

2 Schlüsselkonzepte in der IFS-Therapie

SCHLÜSSELWÖRTER

Teile:	innere Teilpersönlichkeiten, die über die gesamte Bandbreite an Gefühlen, Gedanken, körperlichen Empfindungen und Überzeugungen verfügen
Beschützer:	Teile, die darauf hinarbeiten, Schmerzen im Zaum zu halten
Manager:	proaktive Teile, deren Ziel die Reduzierung psychischer Schmerzen ist
Positive Absicht:	die Überzeugung, dass alle Teile versuchen, Hilfreiches und Gutes für uns zu tun, ungeachtet dessen, was dabei herauskommt
Feuerbekämpfer:	reaktive Teile, die nach Auslösung psychischer Schmerzen diese bekämpfen
Verbannte:	verletzte Teile, die aus dem Gewahrsein verbannt wurden
Lasten:	die schmerzlichen Überzeugungen, Gefühle und körperlichen Empfindungen, die Teile annehmen und in sich tragen
Selbst:	die jedem Menschen innewohnende gesunde, kluge und mitfühlende Präsenz

Es ist 22:00 Uhr und Sie stehen an der offenen Kühlschranktür. In Ihnen spielt sich ein Streit ab. So könnte er sich in Ihrem Kopf anhören:

»Hm … der Käsekuchen sieht verlockend aus. Der Tag war hart und wollte einfach nicht enden. Das wäre jetzt genau das Richtige.« »Komm schon, du brauchst das nicht. Mach die Kühlschranktür wieder zu und geh aus der Küche.«

»Ich habe mir eine süße Belohnung verdient, nur ein ganz kleines Stück.«

»Du bist schon pummelig und dir wird morgen früh schlecht sein, wenn du das isst.«

Sie nehmen sich den Käsekuchen, schlingen ihn hinunter und sind dann wütend auf sich selbst, weil Sie ihn gegessen haben.

Jeder von uns hat schon verschiedene Versionen dieser Erfahrung erlebt. Wenn wir uns im Laufe des Tages für das eine oder andere entscheiden müssen, hören wir buchstäblich verschiedene innere Stimmen mit verschiedenen Zielen, die uns antreiben und versuchen, auf ihre eigene Weise zu helfen.

Und genau das ist das Kernstück der Systemischen Therapie mit der Inneren Familie (IFS): Jeder von uns hat viele verschiedene innere Teile – eine innere Familie sozusagen. Diese Teile sind wie Teilpersönlichkeiten, jede mit ihrer eigenen Bandbreite an Emotionen, Ausdrucksart, Wünschen und Weltsicht. (Schwartz 2018) Statt diese Multiplizität als pathologisch einzustufen, was in unserer Kultur der Norm entspricht, argumentiert Richard Schwartz, sie sei der natürliche Zustand des Geistes. Walt Whitman schreibt im *Gesang von mir selbst*:

Widerspreche ich mir selbst?
Nun ja, ich widerspreche mir selbst.
(Ich bin groß, ich bin viele.)

Wir benutzen alle Formulierungen wie »Ein Teil von mir will *dies* …«, »Ein Teil von mir will *das*…«. Die Wortwahl erfolgt natürlich und intuitiv. Und genauso ist die IFS-Therapie. Diese Vorstellung vom Geist hilft uns, innere Konflikte neu zu verstehen. Sie führt auch zu einer mitfühlenderen Haltung den Teilen von uns gegenüber, die sich manchmal extrem verhalten. In diesem Kapitel werden wir uns die Schlüsselkonzepte und Terminologie der IFS-Therapie näher ansehen. Fangen wir damit an, den zentralen und charakteristischen Aspekt von IFS zu vertiefen: Teile.

Teile

Ein Teil ist eine innere Einheit oder Teilpersönlichkeit. Laut Schwartz sind Teile und das Potenzial, Teile auszubilden, angeboren. Jeder Teil besitzt seine eigenen Überzeugungen, Handlungen, Ziele und Gefühle. (Schwartz 2018) Ein Teil kann als innere Stimme, körperliche Gefühle und Gesten oder bestimmte Emotionen empfunden werden. In Kapitel 1 habe ich die Chronik des Multiplizitätskonzepts vorgestellt, sprich: dass es die Besonderheit des Geistes ist, in Teile unterteilt zu sein. Schwartz identifiziert sieben Charakteristika eines Teils (Goulding & Schwartz 1995):

1. ein beständiges Gefühl der eigenen Singularität oder des Selbstseins, die autonom sind und sich von den anderen Teilen innerhalb derselben Person unterscheiden,
2. ein Funktionsbereich,
3. ein Bereich emotionaler Reaktionen,
4. ein Verhaltensbereich,
5. eine bedeutsame Geschichte der eigenen Existenz,
6. eine eigenständige Erfahrung des kontinuierlichen Funktionierens zeitgleich mit den anderen Teilen in derselben Person,
7. ein charakteristisches und konstantes Verhaltens- und Gefühlsmuster als Reaktion auf Reize.

Lassen Sie uns eine Übung mit diesen sieben Charakteristika machen, damit Sie das Konzept der Teile besser verstehen. Da der Teil von Ihnen, der sehr gerne lernt, Sie vermutlich dazu gebracht hat, dieses Buch zu lesen, werden wir uns auf Ihren »Schüler«-Teil konzentrieren. Dieser Teil hat vermutlich eine lange Geschichte, die ihren Anfang in Ihrer Schulzeit hat und bis in die Gegenwart reicht.

ÜBUNG: ERFAHREN SIE MEHR ÜBER IHREN »SCHÜLER«-TEIL

- Nehmen Sie sich 15 Minuten oder länger für diese Übung. Sie brauchen Zeit und Übung, um zu entschleunigen und in Kontakt mit Ihren Teilen zu kommen.
- Schließen Sie die Augen und nehmen Sie eine bequeme Sitzposition ein. Atmen Sie mehrmals lang und tief, zählen Sie beim Einatmen bis vier, halten Sie dann inne und zählen Sie danach beim Ausatmen bis vier. Wiederholen Sie diese Atemübung fünfmal, um Ihre Aufmerksamkeit nach innen zu richten.
- Stellen Sie sich jetzt sich selbst in der Schule vor. Halten Sie in jeder Phase inne: in der Grundschule, in der weiterführenden Schule, in der Universität. Nehmen Sie sich die Zeit, sich zu erinnern: an die Unterrichtsräume, an die Lehrer*innen und an den Weg zu oder von der Schule; an den Ort, an dem Sie die Hausaufgaben machten. Wie sehen alle diese Schüler aus?
- Achten Sie dann darauf, ob einer dieser Schüler besonders herausragt. Wie sieht er aus? Wie alt ist er? Was fühlt er? Er lernt gerne oder auch nicht – das ist in Ordnung. Achten Sie einfach nur auf die Emotionen, die Bilder und Ihre eigenen Reaktionen auf diesen Teil. Sehen Sie, ob diese Reaktionen, Urteile oder Gefühle einen Schritt zurücktreten oder beiseitetreten, damit Sie mit dem »Schüler«-Teil Kontakt aufnehmen können.
- Vielleicht kann er einige seiner Erfahrungen mit Ihnen teilen. Während Sie diesem Teil zuhören oder ihn beobachten, nehmen Sie das wahr, was Sie über sich selbst in der Schule lernen.
- Danken Sie Ihrem »Schüler«-Teil fürs Vorbeikommen, und wenn Sie es in dem Moment als richtig empfinden, lassen Sie ihn wissen, dass Sie hier sind, sich für ihn interessieren und zu ihm zurückkehren können.

Sehen wir uns jetzt noch einmal die Definition nach Schwartz an und ob Sie seinen Kriterien zustimmen.

1. *Ein beständiges Gefühl der eigenen Singularität oder des Selbstseins, die autonom sind und sich von den anderen Teilen innerhalb derselben Person unterscheiden.* Hatte Ihr »Schüler«-Teil seine eigene Identität? Als ich diese Übung machte, sah ich meinen »Schüler«-Teil zuerst auf einer Schulbank mit erhobener Hand sitzen. Dann sah ich, wie meine »Schülerin« in der 2. Klasse Limabohnen beim Sprießen in Wattebällchen zuschaute. Ich sah, wie sie an ihrem Studieneignungstest teilnahm, wie sie auf dem Bett im Haus meiner Kindheit Rechenaufgaben löste. Sie schien wirklich jemand zu sein, der in mir aufgewachsen war.
2. *Ein Funktionsbereich.* Erledigt Ihr »Schüler«-Teil mehr als die mit der Schule verknüpften Aufgaben? Vielleicht wird dieser Teil aktiviert, wenn Sie ins Museum gehen oder eine neue Übung im Fitnessstudio machen oder ein neues Kochrezept ausprobieren.
3. *Ein Bereich emotionaler Reaktionen.* Zeigte Ihr »Schüler«-Teil verschiedene Gefühle, wie Begeisterung und Neugier oder Frustration und Sorge? Ich sah meine »Schülerin« am ersten Tag an der Graduiertenfakultät nervös zur Toilette laufen.
4. *Ein Verhaltensbereich.* Zeigte Ihr Schüler verschiedene Verhaltensweisen wie Schreiben, Zuhören, Analysieren, Trödeln oder Zeit schinden?
5. *Eine bedeutsame Geschichte der eigenen Existenz.* Konnten Sie diesen Teil von Ihrer Kindheit bis ins Erwachsenenalter verfolgen?
6. *Eine eigenständige Erfahrung des kontinuierlichen Funktionierens zeitgleich mit den anderen Teilen in derselben Person.* Ist dieser »Schüler«-Teil derselbe Teil in Ihnen wie der Teil, der albern ist oder der sich um Ihre Kinder kümmert oder der gerne fernsieht? Haben Sie das Gefühl, dass dieser Teil neben Ihren anderen Teilen existiert?
7. *Ein charakteristisches und konstantes Verhaltens- und Gefühlsmuster als Reaktion auf Reize.* Denken Sie darüber nach, wie Ihr »Schüler«-Teil auf das Erlernen von Neuem reagiert. Stürzen Sie sich normalerweise voller Elan in neue Lerngebiete oder haben Sie Angst, Sie könnten etwas nicht verstehen, oder denken Sie, Sie wissen es bereits? Finden Sie heraus, ob Ihr »Schüler«-Teil gewohnheitsmäßig reagiert.

Ich hoffe, Sie erkennen inzwischen, dass Sie Teile besitzen, und Sie verstehen, dass ein Teil eigenständig existieren kann. Neben der IFS-Therapie arbeiten viele gängige Psychotherapien mit Persönlichkeitsanteilen, einschließlich der Ego-State-Therapie (Watkins & Watkins 2012; Forgash & Copley, 2008), der Voice-Dialogue-Methode (Stone & Stone 1997) und der Arbeit mit dem Inneren Kind (Bradshaw 2000). In der IFS-Therapie ist das Konzept von Teilen präzisiert und weiterentwickelt. Teile haben Rollen, und sie haben Beziehungen zu anderen Teilen und der äußeren Welt.

Beschützer-Teile: Manager und Feuerbekämpfer

Viele Persönlichkeitsteile sind ausgewogen und gesund. Sie spielen eine wichtige Rolle in unserem inneren Familiensystem. Einige Teile übernehmen die Aufgabe, uns vor Schmerzen zu schützen. Sie versuchen, unser Leben zu organisieren und unsere Psyche in ihrer psychologischen Komfortzone zu halten. Wie Jay Earley sagt, möchten sie uns vor schmerzhaften Erlebnissen oder schwierigen Beziehungen beschützen, durch die verborgener Schmerz aus der Kindheit hervorbrechen könnte. In der IFS-Therapie heißen sie »Beschützer«. Diese Beschützer-Teile entstehen und entwickeln sich im Bemühen, mit einem schwierigen Lebensumstand umzugehen.

Stellen wir uns zum besseren Verständnis dessen, wie Beschützer-Teile zustande kommen und funktionieren, ein imaginäres Dilemma im Leben eines Kindes vor: Eine Mutter verliert ihren Job und wird depressiv, schaltet ab und zieht sich zurück. Ihr Kind spürt diese Veränderung und muss nun auf die Situation reagieren. Nehmen wir an, es fühlt sich verlassen und verwirrt. Hilfe, Teile! Im Bemühen, den durch die Verwirrung ausgelösten seelischen Schmerz zu mindern, entsteht ein Teil, der die Situation klären will. Nennen wir ihn den »Inneren Kritiker«. »Du musst etwas Schlimmes getan haben, dass das jetzt passiert.« Dieser Teil gibt dem Kind die Schuld und »löst« das Problem der Verwirrung, denn nun ist die Situation klar: Die Schuld liegt beim Kind!

Ein anderer Teil, der versucht, den Schmerz des Verlassen-Seins zu reduzieren, bemüht sich zu sehr, sich um die Mutter zu kümmern, und glaubt, sie nicht alleine lassen zu können. Das »löst« das Problem des Verlassen-Seins, weil sich das Kind nun unentbehrlich und verbunden fühlt. Nennen wir diesen Teil den »Hüter«. Der »Verwirrt«-Teil und der »Verlassen«-Teil des Kindes werden verbannt, in eine mentale Box verpackt und außerhalb der bewussten Gedanken gelagert. Sie sind zu überwältigend. Der »Hüter«-Teil und der »Innere-Kritiker«-Teil machen Überstunden, um diese verletzten Teile außerhalb des Bewusstseins zu halten. Obwohl der »Hüter« und der »Innere Kritiker« letztendlich weitere Probleme für das Kind erzeugen, wollen sie ursprünglich nur helfen. Die Symptome des Kindes – zu hart mit sich selbst ins Gericht zu gehen und Trennungsangst zu empfinden – sind in Wirklichkeit der Versuch seiner Teile, sein psychologisches Dilemma zu lösen.

Die Schule schickt dann vermutlich das Kind wegen extremer Trennungsangst in die Therapie. Eine IFS-Therapeutin teilt dem Kind von Anfang an mit, dass der Teil von ihm, der sich nicht von der Mutter verabschieden will, ihm dennoch helfen will, auch wenn er dem Kind damit Probleme bereitet. Andere therapeutische Ansätze betrachten Trennungsangst als ein Verhalten, das es zu ändern gilt, oder als einen Rückschritt in der Entwicklung. In der IFS-Therapie konzentriert man sich dagegen auf die Beschützernatur dieses scheinbar selbstzerstörerischen Aspektes des Kindes.

Anstatt die Symptome in der Kindheit oder im Erwachsenenalter als pathologisch einzustufen, betrachtet Schwartz sie als innere Versuche, das Gleichgewicht in einem unausgeglichenen System wiederherzustellen. »Eine wertvolle Prämisse, die IFS aus der Familientherapie entlehnt, ist, dass extreme Verhaltensweisen häufig nicht von einer persönlichen idiopathischen Pathologie verursacht werden, sondern dass sie den individuellen Familienkontext des Patienten widerspiegeln.« (Goulding & Schwartz 1995) Wir können uns unsere Beschützer-Teile als ein System vorstellen, das Lebensprobleme löst. Wird ein Problem auf diese Weise gelöst, verursacht das jedoch leider oft andere Probleme. »Solche Überlebensstrategien funktionieren kurzfristig. Werden sie hingegen zu oft eingesetzt, erschweren sie das Leben für das Kind.« (Mones & Schwartz 2007)

In der Systemischen Therapie für die Innere Familie (IFS) ermutigt man ein Kind mit Trennungsangst, das weinerliche, klammernde Verhalten als einen wichtigen Teil zu sehen und sich dafür zu interessieren, welche positive Absicht dieser Teil verfolgt. Positive Absicht, die Überzeugung, dass jeder unserer Teile versucht, Gutes für uns zu tun, ist ein wichtiges Konzept in der IFS-Therapie. IFS hilft Kindern, liebevolle Beziehungen zu diesen Beschützern aufzubauen, deren positive Absicht offenzulegen und zu entdecken und letztendlich diese Teile zu besänftigen und zur Ruhe kommen zu lassen. Wir werden das in den nachfolgenden Kapiteln anhand von Fallbeispielen sehen.

Manager

Schwartz beschreibt zwei Arten von Beschützer-Teilen: »Manager« und »Feuerbekämpfer«. (Schwartz 2018) Manager sind die »Arbeitspferde unseres Alltagslebens«. (Mones 2014) Sie organisieren Ihren Terminkalender, motivieren Sie zu einem Besuch im Fitnessstudio, schreiben Ihre beruflichen Notizen und gehen zeitig schlafen. Manager sind proaktiv. Wie Späher sind sie ständig in Alarmbereitschaft und möchten, dass alles reibungslos abläuft, um Sie vor Enttäuschung, Schuld, Leid oder Schmerz zu schützen. Das funktioniert in vielen Fällen gut, jedoch sind Manager häufig überarbeitet und überbeansprucht und werden dann rigide und unbeugsam. Dann können psychologische Flexibilität, Spontaneität, Freude und Offenheit blockiert werden.

Hailey, acht Jahre alt, hat einen Teil »Das perfekte kleine Mädchen«. Dieser ist aktiv, damit Hailey höflich ist, mitarbeitet und alles gut macht, um Missbilligung abzuwenden. Wenn Sie in Kapitel 6 mehr über Hailey erfahren, werden Sie sehen, dass »Das perfekte kleine Mädchen« als Manager viele Gefühle von Hailey unter Verschluss hält und Hailey auf diese

Weise stark einschränkt. Bart, den Sie in Kapitel 10 kennenlernen werden, besitzt einen Teil, den er »Lang-Weilig« nennt. Dieser Teil agiert, als ob das, was Bart in der Schule lernt, für ihn langweilig wäre. »Lang-Weilig« beschützt Bart vor Gefühlen der Unzulänglichkeit, wenn er etwas nicht versteht. Leider signalisiert dieser Manager Barts Lehrerinnen dadurch Desinteresse, was weit von der Wahrheit entfernt ist. Die proaktiven Manager-Teile sind ein Beispiel für »zu oft eingesetzte« Strategien (Mones 2014), die schlussendlich problematisch für das Kind werden, auch wenn ihre eigentliche Absicht eine positive ist.

ÜBUNG: EINEN MANAGER KENNENLERNEN*

- Denken Sie an einen Aspekt der eigenen Person, der dann aktiv ist, wenn es darum geht, mit unangenehmen Gefühlen umzugehen, *bevor diese entstehen.* Erinnern Sie sich noch an meinen höhnischen »Snidely« aus Kapitel 1? Er kritisierte mich gerne und trieb mich zur Perfektion an, damit mich niemand anders kritisierte. Denken Sie über einen Teil von Ihnen nach, der versucht, Unangenehmes abzuwenden.
- Schließen Sie nun die Augen und richten Sie Ihre Aufmerksamkeit nach innen. Laden Sie diesen Teil ein, sich Ihnen in seiner Gesamtheit zu zeigen. Versuchen Sie, sich auf subtile Veränderungen im Körper einzustimmen, während Sie sich auf diesen Teil fokussieren.
- Nehmen Sie das, was aufkommt, wahr, und zwar mit so viel Neugier und Mitgefühl, wie Sie aufbringen können. Vielleicht sehen Sie eine Szene vor sich oder bemerken viele Gefühle, oder aber da ist vielleicht nur Leere. Es gibt kein Richtig oder Falsch, diese Übung zu erleben. Nehmen Sie sich Zeit, diesen Teil zu beobachten und konzentrieren Sie sich dabei auf die folgenden Fragen:

* Diese Übung wurde übernommen und abgewandelt aus: Jay Earley, *Meine innere Welt verstehen.*

- Auf welche Weise hilft er Ihnen, Ihr Leben zu meistern und mit der Welt zu interagieren?
- Welche Beziehung hat er zu anderen Menschen?
- Wie beschützt er Sie vor Schmerz?
- Wie lautet seine positive Absicht für Sie?
- Wovor versucht er Sie zu beschützen?
- Verursachen seine Handlungen Probleme in Ihrem Leben?
- Wenn es sich für Sie richtig anfühlt, teilen Sie diesem Teil bitte am Ende der Übung mit, dass Sie seine Beschützerrolle wertschätzen. Lassen Sie ihn wissen, dass Sie in Zukunft mehr Zeit mit ihm verbringen können. Und – haben Sie den Bogen herausbekommen?

Feuerbekämpfer

Feuerbekämpfer sind nach Schwartz die zweite Gruppe von Beschützer-Teilen. Sie heißen so, weil sie die Arbeit echter Feuerwehrleute widerspiegeln, die einen Hilferuf hören und sofort mit Schutz und Rettung reagieren. Manchmal müssen sie Türen aufbrechen, Fenster einschlagen und Eigentum zerstören, um zum Brandherd zu gelangen. Und das Löschen eines Feuers zieht oft Kollateralschäden nach sich. Feuerbekämpfer-Teile sind genauso. Sie reagieren unverzüglich, sie sind stark, unbeirrbar und wild entschlossen, Schmerzen zu beseitigen.

Wenn unser Schmerz zu groß ist, haben wir die Möglichkeit, ihn von uns abzutrennen, damit wir auch weiterhin funktionieren können. In den letzten 30 Jahren hat die wissenschaftliche Forschung zu Entstehung, Folgen und Behandlung von Traumata eine Hochkonjunktur erlebt. (van der Kolk, Weisaeth, van der Hart, 2007) Wir wissen heute, dass schwer behandelbare Symptome wie Dissoziation, selbstverletzendes Verhalten, Aggression und Suchterkrankungen das Resultat des Versuchs sind, sich von schmerzlichen Gefühlen oder Erinnerungen zu distanzieren. Für Richard Schwartz sind diese Verhaltensweisen Feuerbekämpfer-Teile – Teile mit der positiven Absicht, den Schmerz zu lindern, der sich trotz des Schutzes der Manager einen Weg durch die Psyche gebahnt hat. Wir alle tragen Feuerbekämpfer-Teile in uns, und ihre Aktivität befindet sich auf einem Kontinuum. An einem Ende dieses Kontinuums sind die Teile, die Spiele auf dem Handy spielen, wenn wir rastlos sind, oder sich zu viele Süßigkeiten gönnen, wie der eingangs dieses Kapitels beschriebene Teil, der den Käsekuchen im Kühlschrank essen wollte. Am anderen Ende des Kontinuums befinden sich die abträglicheren Feuerbekämpfer, jene Teile, die exzessiv trinken, sich ritzen oder Tobsuchtsanfälle haben. Ihre positive Absicht ist es, Schmerz zu betäuben. Der daraus resultierende Kollateralschaden ist häufig ein recht hoher Preis, der für die Schadensbekämpfung zu zahlen ist. Feuerbekämpfer sind, um eine medizinische Metapher zu benutzen, wie Fieber: »ein Abwehrmechanismus des Körpers, um Infektionen zu bekämpfen und Bakterien und Parasiten zu töten. Unkontrolliertes hohes Fieber kann jedoch großen Schaden anrichten, indem es den Menschen schwächt und dadurch dessen Überleben gefährdet. Das ist dann der Moment, in dem sich die Lösung in ein ernsthaftes Problem verkehrt.« (Mones & Schwartz 2007)

Bei Kindern kann sich ein Feuerbekämpfer-Teil als Trotzverhalten, Aggression oder Unaufmerksamkeit manifestieren. Quinn hat einen Feuerbekämpfer, den er »Sich um meine Sachen kümmern« nennt. Wenn die Erwachsenen Sachen ansprechen, über die er nicht sprechen will, blockt er ab und fängt an, über etwas zu reden, für das er sich interessiert, das aber keinen Bezug zu dem hat, worüber die Erwachsenen reden möchten. Spricht seine Mutter ihre bevorstehende Geschäftsreise an, wirkt Quinn so, als habe er sie nicht gehört, und fängt ehrgeizig an, vom Auto zu erzählen, das ihn so fasziniert. Alexandra besitzt einen Teil, den sie »Gemein« nennt. Er wird sarkastisch und trotzig, wenn ihr Vater sie kritisiert. (Bild 2.1)

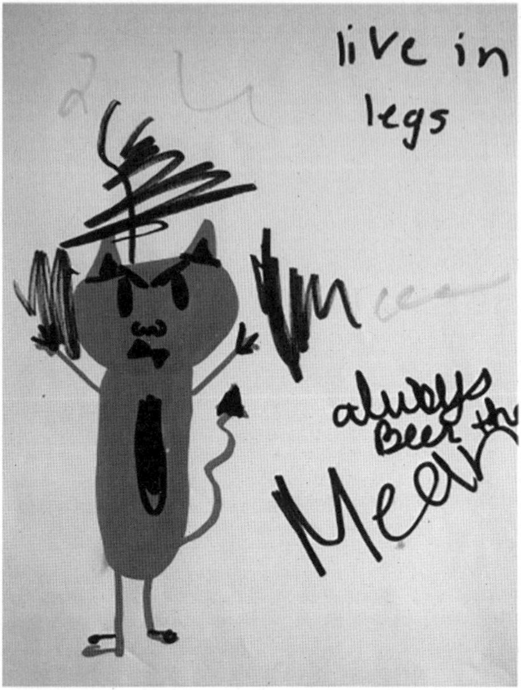

Bild 2.1: Alexandras »Gemein«-Teil

ÜBUNG: EINEN FEUERBEKÄMPFER FINDEN*

Nehmen Sie sich etwas Zeit, um darüber nachzudenken, was Sie tun, um körperlichen oder seelischen Schmerz zu unterdrücken, zu mindern oder sich von ihm abzulenken. Viele von uns greifen auf soziale Medien zurück, essen zu viel, räumen auf, gehen shoppen, trinken Alkohol oder machen Sport, um den schmerzlichen Gefühlen zu entfliehen.

* Diese Übung wurde übernommen und abgewandelt aus: Jay Earley, *Meine innere Welt verstehen.*

- Schließen Sie nun die Augen und stellen Sie sich einen Teil vor, der Ihnen hilft, wenn es Ihnen psychisch nicht gut geht. Sehen Sie ein Bild dieses Teils? Vielleicht sehen Sie ja auch sich selbst bei dieser Aktivität.
- Vergessen Sie bitte nicht, dass alle Teile eine positive Absicht für uns haben, und achten Sie darauf, ob ein anderer kritischer Teil verhindern möchte, dass Sie diesen Feuerbekämpfer-Teil kennenlernen. Gibt es einen solchen Teil, der den Feuerbekämpfer nicht mag, dann bitten Sie ihn, beiseitezutreten, damit Sie ungestört ein wenig mehr über den Feuerbekämpfer erfahren können.

Verbringen Sie etwas Zeit mit diesem Teil, mit den folgenden Fragen im Hinterkopf:

- Auf welche Weise hilft er Ihnen, schmerzliche Gefühle zu bewältigen?
- Wie beschützt er Sie vor Schmerzen?
- Welche positive Absicht hat er für Sie?
- Auf welche Weise schafft sein Verhalten andere Probleme in Ihrem Leben?
- Gibt es einen anderen Teil, der ihn nicht mag?
- Vergessen Sie bitte nicht: Alle Teile müssen akzeptiert und verstanden werden. Wenn Sie die Übung beendet haben, danken Sie dem Feuerbekämpfer-Teil für seine Hilfe bei Ihrer Schmerzbewältigung.

Verbannte und Lasten

Wenn Manager und Feuerbekämpfer Teile sind, die uns vor Schmerz schützen, dann stellt sich die Frage, wo im IFS-Modell Schmerz seinen Platz hat. Die Antwort ist die: Es gibt den psychischen Schmerz selber, der seinen Ursprung in schwierigen Erfahrungen hat, und den Schwartz *Lasten* nennt, und dann gibt es die Teile, die diese Lasten tragen und *Verbannte* heißen. Verbannte sind die jungen Teile von uns, die verletzt, verlassen oder sogar misshandelt wurden. Stellen Sie sich diese als kleine verletzte Kinder vor, die sich in eine Ecke verkriechen und von Gefühlen der Wertlosigkeit oder Überzeugungen belastet sind wie etwa »Niemand liebt mich«. Verbannte tragen auch körperliche Empfindungen wie ein schweres Gefühl in der Herzgegend oder Magenschmerzen, die diese Gedanken und Gefühle begleiten. Diese Konstellationen an Gedanken, Gefühlen und Körperzuständen sind Lasten. Sie sind zu überwältigend, um toleriert werden zu können, und so werden diese Teile mit ihren Lasten im Dienste des Überlebens aus dem Bewusstsein gedrängt. Da es die menschliche Natur gebietet, dass wir uns von Schmerz entfernen oder ihn meiden, werden die Teile, die diesen Schmerz erleben oder tragen, verbannt, verdrängt und verdeckt mit einer Last aus Scham und Schuld, wie Schwartz schreibt. (Schwartz 2018)

Kehren wir zu dem kleinen Mädchen und seiner deprimierten Mutter zurück. Die »Verlassen«- und »Verwirrt«-Teile des Mädchens sind Verbannte. Sie tragen überwältigende und ungeordnete Gefühle. Sie sind zu schwierig, als dass eine Vorschülerin sie meistern könnte. Die Mutter, selbst überwältigt von ihren deprimierten Teilen, steht emotional nicht zur Verfügung, um ihre Tochter zu beruhigen und ihr zu helfen. Also erscheinen die Manager des Kindes und verdrängen die Verbannten.

Verbannte bergen, zusätzlich zu den Lasten, auch die Kreativität, Spontaneität und Offenheit in sich, die Kinder besitzen, bevor sie verletzt werden. Das bedeutet, dass, wenn ein junger Teil verbannt wird, meist auch Freude, Unbekümmertheit, Neugier und Sinnlichkeit verbannt werden. Im IFS-Therapieprotokoll helfen wir Patienten, eine Verbindung zu diesen verbannten Teilen herzustellen, sie zurück in die innere Familie zu bringen und sich um sie zu kümmern. Ein derartiger Prozess setzt die positiven Eigenschaften frei, die in den jungen Verbannten präsent sind und es ihnen ermöglichen, wieder aufzublühen. Dieser Prozess heißt *Entlasten* und wird detailliert im nächsten Kapitel beschrieben. Darüber hinaus müssen die Beschützer nicht so schwer arbeiten und die innere Familie wird harmonischer und ausgeglichener, wenn wir für den Verbannten sorgen können.

ÜBUNG: EINEN VERBANNTEN FINDEN

Nehmen Sie sich etwas Zeit, um über ein Erlebnis im Kindesalter nachzudenken, das immer noch verstörend ist. Bitte suchen Sie eine Erinnerung aus, die nur mäßig verstörend ist, denn die tatsächliche Arbeit mit Verbannten kann erst dann stattfinden, wenn Sie genügend Erfahrung mit dem IFS-Modell oder einem IFS-Therapeuten gesammelt haben.

- Schließen Sie die Augen ganz oder fokussieren Sie sie sanft. Versuchen Sie, sich selbst in dem Alter des Erlebnisses vorzustellen oder einige der körperlichen Empfindungen zu spüren, die aufkommen, wenn Sie an das Erlebnis denken.
- Wir werden nicht direkt auf den Verbannten zugreifen. Nehmen Sie sich bitte trotzdem ein wenig Zeit, durch Beobachten mehr über ihn zu erfahren. Tun Sie das mit den folgenden Fragen im Hinterkopf:
  - Was fühlt der junge Teil gerade?
  - Was fühlt der junge Teil in seinem Körper?
  - Welche Vorstellungen hat dieser Teil über sich selbst?
  - Welche Situation erinnert Sie heute an dieses Erlebnis in der Vergangenheit?
- Gelingt es Ihnen, Mitgefühl für diesen jungen Teil von Ihnen zu empfinden? Falls ja, schicken Sie ihm bitte energetisch dieses Gefühl der Empathie und danken Sie ihm für seinen Besuch.

Das Selbst

Neben der Existenz von Teilen geht das IFS-Modell davon aus, dass wir alle mit einem gesunden, klugen, unversehrten »Selbst« geboren werden und es während unseres gesamten Lebens aufrechterhalten. Unabhängig davon, was wir während unserer Kinder- und Jugendzeit erleben oder welche kleinen und großen Traumata uns widerfahren, das Selbst bleibt intakt und steht jedem von uns zur Verfügung. Es ist der heilende Akteur in allen Menschen.

Alle großen religiösen Traditionen verweisen auf die Präsenz eines Selbst: Seele, Buddha-Natur, Nischmat, Atman, Christusbewusstsein. Die Eigenschaften des Selbst und der Selbst-Energie beinhalten Mitgefühl, Mut, Kreativität, Klarheit, Ruhe, Neugier, Beharrlichkeit und Geduld.

Dieser Glaube an das Selbst oder die Selbst-Energie ist ein wesentlicher Aspekt der IFS-Therapie mit Kindern und Erwachsenen. Die Aufgabe des Therapeuten ist es, sein eigenes geerdetes und achtsames Selbst einzubringen, um jedem Patienten zu helfen, seine eigene innere heilende Energie abzurufen. Der Therapeut ist eine Verbindung und ein Lotse, jedoch nicht die Quelle der Heilung.

Acht Substantive für das Selbst	Fünf Adjektive für das Selbst
Ruhe	geduldig
Fürsorge	beharrlich
Klarheit	gegenwärtig
Mitgefühl	perspektivisch
Verbundenheit	spielerisch
Mut	
Kreativität	
Neugier	

Wissenschaftliche Studien zur Neuropsychologie und Achtsamkeit bestätigen den Zustand der Selbst-Energie, die ein wesentlicher Gesichtspunkt des Heilens ist. Pat Ogden verweist auf ein »optimales Erregungsniveau« oder »Toleranzfenster«, in dem Patient*innen über ihre Erfahrung in der

Therapie sprechen und dabei in ihrer emotionalen Verfassung und ihrem Selbstgefühl kongruent sind.« (Ogden 2009) Dr. Daniel Siegel, ein Pionier auf dem Gebiet der interpersonellen Biologie, erklärt: »Persönliche Veränderung, sowohl in der Therapie als auch im Leben, hängen häufig davon ab, das sogenannte ›Toleranzfenster‹ zu erweitern.« (Siegel 2012) Daten aus Hirn-Scans, die vor und nach der Psychotherapie stattfanden, zeigen, dass sich das Gehirn plastisch neu organisiert und diese Veränderung umso größer ist, je erfolgreicher die Behandlung ist. (Doidge 2017) Eine Heilung dieser Zustände findet dann statt, wenn wir mit Mitgefühl und Neugier die Teile in uns willkommen heißen, die Schmerzen haben; wenn wir sie verstehen und uns um sie kümmern.

Eine andere Denkart ist, sich das Selbst als liebevollen und gütigen Leiter vorzustellen. Schwartz' Institut und Stiftung heißen »Center for Self-Leadership«, was mit »Zentrum für Selbstführung« wiedergegeben werden könnte. Bessel van der Kolk, einer der weltweit führenden Traumaexperten, beschreibt den Zustand der Selbstführung oder Self-Leadership als das Gefühl, Verantwortung für sich zu übernehmen. Das Heilen von Traumata bedeutet, wieder Besitz vom eigenen Körper und Geist zu ergreifen. Für die meisten Menschen, so schreibt er, heißt dies, einen Weg zu finden, in dem sie ruhig und fokussiert sind. Diese Ruhe kann auch dann beibehalten werden, wenn Bilder, Gedanken, Geräusche oder Körperempfindungen auftauchen, die an Vergangenes erinnern. (van der Kolk 2018) Sind wir Teile-geleitet, zeigt unser Verhalten meist reaktive Eigenschaften. Sind wir Selbst-geleitet, sind wir ausgeglichen, flexibel, resilient und offen. Aus diesem Selbst-Zustand heraus können Teile willkommen geheißen, verstanden und geheilt werden. Wir erleben das Selbst in Momenten der ruhigen, gefestigten Verbundenheit, wenn das konstante innere Geschwätz leiser wird und wir uns geerdet und offen fühlen. Wenn das Selbst gegenwärtig ist, werden die Teile für ihre positive Absicht, für ihre Gaben und Fähigkeiten anerkannt, statt in die Verbannung geschickt und von unserer inneren Familie ausgeschlossen zu werden. Das IFS-Protokoll hilft Patienten, eine Verbindung zu den eigenen Teilen herzustellen, ihre Existenz zu bezeugen und ihnen Trost zu spenden. Wir werden dies im nächsten Kapitel lernen.

Ein Beispiel aus meiner eigenen Therapie wird, so hoffe ich, die Eigenschaften von Managern, Feuerbekämpfern, Verbannten und dem Selbst besser veranschaulichen. Ich hatte eine Auseinandersetzung mit Jean, meiner Geschäftspartnerin. Wir arbeiteten an einem Update unserer Website, und Jean, die alles in eine Word-Datei tippte, war verwirrt und wusste einen Moment lang nicht, wie das Programm zu benutzen war. Ich regte mich auf, wurde ein wenig aggressiv und sagte verärgert: »Lass mich das einfach machen!« Jean sah verletzt und verlegen aus, und dann fühlte ich mich schuldig und fand mich ganz furchtbar. Ich nahm diese Episode mit in meine IFS-Therapie und verbrachte die nächsten Sitzungen damit in der Hoffnung, zu verstehen, was da in mir passiert war, damit ich mich in Zukunft nicht wieder so verhalten würde.

Während ich den Vorfall Revue passieren ließ und gleichzeitig achtsam auf meine innere Welt schaute, erfuhr ich sehr viel über mich. Ich konzentrierte mich auf meine Gefühle angesichts von Jeans Verwirrung und sah einen Teil von mir, der aussah wie der Roboter aus der alten Fernsehserie *Lost in Space*, mit den Armen winkte und mich mit dem Ausruf »Danger, Will Robinson« vor einer Gefahr warnte. Während ich mehr über diesen Teil lernte, fand ich heraus, dass seine Rolle darin bestand, die psychologische und physische Umgebung auf potenziell problematische, beunruhigende oder desorganisierende Umstände abzusuchen. Ich nenne diesen Gefahren-Teil jetzt liebevoll »Danger Will«. Er lässt mich wissen, dass etwas nicht stimmt. Dann bemerkte ich einen anderen Teil – den Teil, der mich in Beschlag nahm und herausplatzte: »Lass mich das einfach machen!« Dieser Teil sah aus wie ein anderer Roboter, diesmal aus der Zeichentrickserie *The Jetsons* aus den 1960er-Jahren. Er war die Haushälterin, die hin und her flitzte und sich um alles im Jetsons-Haushalt kümmerte. Dieser Teil wollte »Überschallschnell« genannt werden.

Wenn ich ausgeglichen und ruhig bin, kann ich vieles in organisierter Manier erledigen. Ich überfahre mit meinem Verhalten weder andere, noch fühle ich mich besonders ehrgeizig. »Überschallschnell« ist mein ausgeglichenes »Ich« nach Steroid-Einnahme. Dieser Teil glaubt, die Führung zu übernehmen und Dinge zu erledigen werde Sorgen beseitigen und das Unkontrollierbare kontrollierbar machen. (Bilder 2.2 und 2.3)

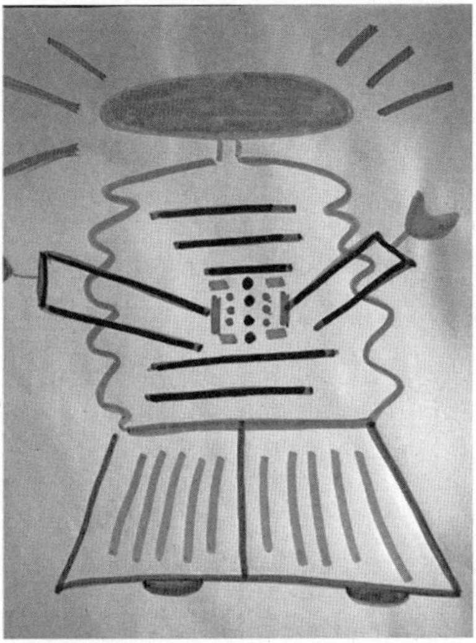

Bild 2.2: Mein Teil »Danger Will«

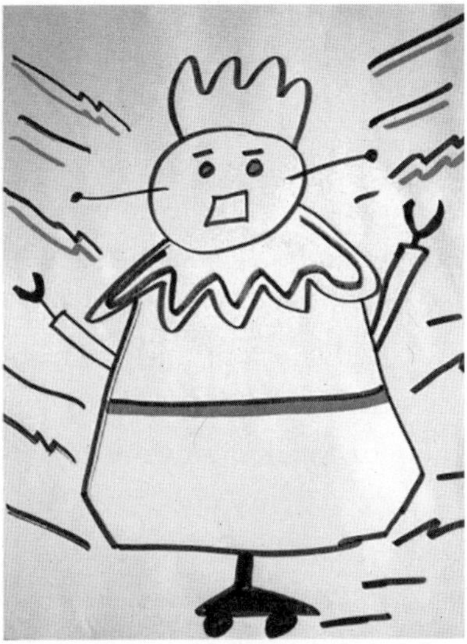

Bild 2.3: Mein »Überschallschnell«-Teil

Ich erfuhr sehr viel über diese beiden Beschützer-Teile und lernte die Arbeit zu schätzen, die sie für mich bereits geleistet haben und auch weiterhin leisten. Durch die Therapiearbeit mit ihnen lernte ich die Gefühle in meinem Körper kennen, wenn diese Teile getriggert werden, ich erkannte ihre positive Absicht und ihre Geschichte in mir, die bis in meine frühe Kindheit und Jugend zurückreicht.

Die Arbeit mit »Überschallschnell« und »Danger Will« führte mich an einen jungen verbannten Teil heran. Das kleine besorgte Mädchen war drei oder vier Jahre alt und erlebte das turbulente Hin und Her zwischen ihren leidenschaftlichen und emotional labilen Eltern. Das war für es Angst auslösend und verwirrend. Der überwachsame »Danger Will« und der übermäßige Ich-übernehme-das-Kommando-Feuerbekämpfer »Überschallschnell« wurden geboren und beschützen dieses kleine verbannte Mädchen seit Jahrzehnten.

Als Jean, meine Kollegin, der ich vertraue, die meine fürsorgliche, liebevoll um mich besorgte Freundin ist, verwirrt und frustriert war, wurde zuerst »Danger Will« alarmiert, der immer nach Störungen Ausschau hält. Das wiederum brachte meinen jungen verbannten Teil ins Spiel. Und dann erschien »Überschallschnell«, um »die Lage zu retten«: Sie übernahm das Kommando, sie war rechthaberisch, kompetent und überheblich. Bevor ich IFS verstand, wechselte ich zwischen Sich-vollkommen-im Recht-Fühlen und Selbstkritik (dann empfand ich mich als rechthaberisch und kontrollierend) hin und her, wenn ich in diesen Zustand geriet. Heute weiß ich: »Überschallschnell« ist nur ein Teil von mir, einer mit Fähigkeiten und viel Energie, der jedoch in seinen Bemühungen, mich vor anderen negativen Gefühlen zu beschützen, manchmal extrem werden kann.

Das Wissen um das Dreieck Manager, Feuerbekämpfer und Verbannter ließ mich den Computer-Vorfall verstehen und das, was er in mir auslöste. Es ließ mich wichtige IFS-Arbeit leisten. Nun konnte ich die Bemühungen der Beschützer »Danger Will« und »Überschallschnell« begreifen. Ich weiß nun, dass ich einen inneren Teil besitze, der rechthaberisch und kontrollierend sein kann, wenn er aufgeregt ist. Aber ich weiß jetzt auch, dass er nur ein Teil von mir ist, mich aber nicht ausmacht. Wenn ich auf mehr Selbst-Energie zugreifen kann, fühle ich, wie »Überschallschnell« erscheint, und kann einschreiten. Dieser Teil übernimmt zwar immer noch des Öfteren die Kontrolle, aber ich erkenne es sehr schnell und kann mich für mein Verhalten entschuldigen. Mein Selbst ist ein gütiger, aber strenger Leiter. Ich arbeitete auch sehr intensiv mit meinem vierjährigen Teil. Ich hörte von der Sorge und Verwirrung der kleinen Lisa, wenn ihre geliebten Bezugspersonen aus dem Lot geraten waren. Ich erfuhr von ihren schwierigen Erfahrungen und ihren Versuchen der Heilung. Jean wertschätzte meine Arbeit an mir selbst, und wir konnten unsere Beziehung reparieren.

Wenn wir mehr über unsere Teile erfahren und harmonische Beziehungen zwischen ihnen fördern, führt das zu mehr Gelassenheit. Lassen Sie uns zur Käsekuchen-Situation zurückkehren. Stellen Sie sich vor, Sie seien mehr Selbst-geleitet. Sie würden die widerstreitenden Teile erkennen und benennen können: den Feuerbekämpfer, der Sie dadurch besänftigen will, dass Sie den Käsekuchen essen; den Manager, der Sie drängt, die Kühlschranktür zuzumachen; und den unsicheren, verletzten Verbannten, der von den Anstrengungen des Tages überwältigt und verängstigt ist. Mit Selbst-Energie würden Sie eine gewisse Trennung dieser Teile wahrnehmen sowie Wertschätzung für sie alle empfinden. Die miteinander wetteifernden Teile haben alle eine positive Absicht. Das Selbst versteht den Wunsch des Feuerbekämpfers, zu besänftigen und zu belohnen, und nimmt gleichzeitig den Wunsch des Managers nach gesundem Essen wahr. Das Selbst, der Leiter des inneren Familiensystems, übernimmt die Führung und berücksichtigt die Bedürfnisse aller Teile. Das Selbst schenkt den verletzten Teilen Mitgefühl, und anstelle von Enthaltung oder Frönen wird ein Kompromiss geschlossen: eine gesündere Alternative und damit mehr Harmonie in der inneren Familie.

Das Gleiche trifft auch auf Kinder zu. Nachdem Quinn seinen Teil »Sich um meine Sachen kümmern« benannt und besser kennengelernt hatte, kann er jetzt öfter sagen: »Ich möchte jetzt wirklich nicht darüber sprechen.« Er erhält die Verbindung zu seiner eigenen Erfahrung aufrecht und zum Menschen, in dessen Gesellschaft er sich gerade befindet. Er spricht *für* seinen Teil, nicht *durch* ihn. Als Alexandra lernte, dass der Teil »Gemein« dann erscheint, wenn sie sich von ihrem Vater verletzt fühlt, konnte sie die Absicht dieses Teils, sie zu beschützen, besser verstehen. Sie konnte ihn bitten, die Situation dadurch zu meistern, dass sie ihrem Vater mitteilte, er habe ihre Gefühle verletzt. Dies sind Beispiele, wie die IFS-Therapie Kindern dabei hilft, Selbst-geleiteter zu werden.

In den nachfolgenden Kapiteln werden die Geschichten meiner jungen Patienten und Patientinnen alle Aspekte dieses Modells und sein immenses therapeutisches Potenzial hoffentlich verdeutlichen.

3 Das IFS-Protokoll

SCHLÜSSELWÖRTER

Achtsamkeit:	absichtsvoll die Aufmerksamkeit von Moment zu Moment auf eine Erfahrung richten
Nach innen gehen:	seine Aufmerksamkeit von der äußeren auf die innere Welt richten, indem die Augen geschlossen oder sanft auf einen Punkt ausgerichtet werden
Einsicht:	die innere Erfahrung und der innere Prozess, eine Verbindung zu seinen Teilen aufzubauen und auf das Selbst zuzugreifen
Direkter Zugang:	wenn eine Therapeutin direkt mit einem Teil eines Patienten interagiert
Ziel-Teil:	der Teil, an dem Patient und Therapeutin arbeiten
Beiseitetreten/ Nachgeben:	wenn ein Beschützer-Teil sich dazu bereit erklärt, beiseitezutreten, damit der Patient auf seinen Ziel-Teil zugreifen kann
Verschmelzen:	wenn die Überzeugungen und Gefühle eines Teils mit dem Selbst oder anderen Teilen verschmolzen sind
Lösen:	wenn sich ein Teil von anderen differenziert und löst, um die Beziehung zum Selbst zu ermöglichen
Externalisierung:	der Prozess, Persönlichkeitsanteile konkret in Form von Zeichnungen, Figuren, Knetmodellen oder Gegenständen darzustellen

SCHLÜSSELWÖRTER

Polarisierung:	wenn zwei Persönlichkeitsanteile darüber in Opposition stehen, wie der Patient sich fühlen, wie er denken oder sich verhalten sollte
Entlasten:	ein innerer Prozess, durch den sich ein Teil seiner Lasten entledigt
Herausholen aus der Vergangenheit:	der Prozess, in dem das Selbst des Patienten einen in der Vergangenheit feststeckenden Teil aus dieser schmerzlichen Erfahrung herausnimmt
Einladung:	eine Handlung, die ein Teil nach dem Entlasten vollziehen kann, um die von ihm benötigten positiven Eigenschaften wie Mut, Verbindung, Freude und Liebe einzubringen

Das IFS-Protokoll ist das Ergebnis von Schwartz' Erfahrungen mit seinen Patientinnen und Patienten. Er entwarf ein schrittweises, wiederholbares Programm, das bislang an über 4000 Therapeutinnen und Therapeuten weltweit vermittelt wurde. In diesem Kapitel werden wir mehr über jeden Schritt dieses Protokolls erfahren und auf den Konzepten und der Terminologie aus Kapitel 2 aufbauen.

Darf ich vorstellen? Das IFS-Protokoll!

Das IFS-Protokoll unterscheidet sich erheblich von den Vorstellungen oder von früheren Therapieerfahrungen der meisten Menschen. Das Protokoll selbst ist empirisch und beinhaltet häufig geschlossene Augen oder einen gesenkten Blick. Es ist daher wichtig, sich zu überlegen, wie man die Patienten an diesen Aspekt des Protokolls heranführt. Es hilft, in der ersten Sitzung die Begrifflichkeit von Teilen zu benutzen. Sobald eine Patientin ihre Lebenssituation und den Grund für die Einzel- oder

Elterntherapie schildert, können Sie beginnen, das Gehörte im Rahmen von Teilen wiederzugeben.

»Es hört sich so an, als ob ein Teil von Ihnen sich fragt, wie Ihre Eltern wohl auf Ihre Ansage reagieren würden, dass Sie nicht wissen, ob Sie lieber Frauen oder Männer mögen?«

»Also, was ich höre, ist, dass ein Teil von Ihnen wirklich Ihre Familie als Ganzes aufrechterhalten möchte, und ein anderer Teil meint, es sei besser für Sie, wenn Sie sich trennten.«

Das vorliegende Problem in Form von Teile-Sprache wiederzugeben, ist auf zweierlei Weise hilfreich: Es betont, wie normal es ist, Teile zu haben, und es liefert den Rahmen für das Verständnis von inneren Konflikten. Viele von uns benutzen die Teile-Sprache umgangssprachlich. Indem wir das Problem in die Begrifflichkeit von Teilen fassen, können Patienten und Patientinnen ihre eigenen Teile voneinander trennen und unterscheiden. Sie können diesen unterschiedlichen inneren Perspektiven mit Neugier begegnen.

Manchmal folgen Patientinnen und Patienten diesem semantischen Auftakt und tauchen ohne weitere Erklärungen tiefer in das IFS-Protokoll ein.

»Wie wäre es, wenn wir uns auf einen der Teile konzentrieren, der im Konflikt mit einer Trennung steht? Über welchen möchten Sie zuerst sprechen?«

»Ich weiß es nicht – vielleicht über den Teil, der meint, ich sollte mich trennen?«

Nach einer solchen Zustimmung können Sie die Patientin bitten, die Augen zu schließen, einfach nur zu atmen und darauf zu achten, was sie im Körper spürt, was sie vor ihrem geistigen Auge sieht oder hört, wenn sie auf den Teil achtet, der sich eine Trennung wünscht. Indem wir das Gewahrsein nach innen richten oder *nach innen gehen*, wie es in der IFS-Therapie genannt wird, beginnen wir das formelle IFS-Protokoll.

Andere Patienten und Patientinnen möchten gerne konkrete Informationen über die Art der Therapie haben und schätzen ausführlichere

Erklärungen. Die intellektuellen, skeptischen oder leitenden Teile dieser Gruppe von Patienten müssen zur Sitzung eingeladen werden. Man darf sie nicht wegschicken. Oft reicht eine kurze Beschreibung wie etwa die folgende aus:

Ich glaube, dass unsere Psyche sich statt aus einem integrierten Ganzen aus vielen Teilen zusammensetzt. Ich habe zum Beispiel einen Teil, dem eine gesunde Ernährung sehr wichtig ist, und einen anderen, der sich mit Eis überessen kann. Ich habe einen Teil, der sich schnell verlassen fühlt, einen »Politik-Junkie«-Teil und einen »Organisator«-Teil. Jeder von ihnen hat seine eigene Persönlichkeit.

Ich habe gelernt, dass ein besseres Kennenlernen dieser Teile und das Verständnis ihrer Beziehung zueinander zu einem konfliktärmeren Gefühlsleben führen können. Viele Menschen besprechen und analysieren Probleme immer und immer wieder, aber sie erleben das innere Wachstum und die Veränderung nicht, die sie sich wünschen. IFS ist eher empirisch und weniger kognitiv. Ich weiß aus eigener Erfahrung und der meiner Patientinnen und Patienten, dass IFS Veränderungen bewirken kann.

Das mag für bestimmte Patienten ausreichen – andere, die immer noch verwirrt oder skeptisch sind, verweise ich auf das Buch *Meine innere Welt verstehen* von Jay Earley. (Earley 2014)

In den letzten Jahren hat das Konzept von Persönlichkeitsanteilen seinen Weg in den allgemeinen Zeitgeist gefunden. Ein Beispiel ist der Animationsfilm *Alles steht Kopf*. Dieser Film hat dazu beigetragen, das Konzept der Multiplizität kulturell akzeptabel zu machen. Dass eine Persönlichkeit verschiedene unterschiedliche Anteile in sich birgt, gilt nicht mehr als pathologisch. *Sybil*, ein anderer Spielfilm aus dem Jahr 1976, hatte zutiefst negative Auswirkungen in Bezug auf unsere Vorstellung eines gespaltenen Geistes. Er trug sicherlich dazu bei, dass es inzwischen ein breiteres Verständnis für Trauma und dissoziative Störungen gibt, aber er führte leider auch zu der Überzeugung, Multiplizität sei ausschließlich ein Symptom schwerer Traumata und psychischer Erkrankungen. Man glaubte, die dissoziative Identitätsstörung (DIS) sei selten und schwerst pathologisch. Die Allgemeinbevölkerung hatte Angst vor ihr. *Alles steht Kopf* dagegen illustriert, dass es der natürliche Zustand des Geistes ist, Teile zu haben, und zeigt, dass es sich positiv auswirkt, wenn diese sich kennen und miteinander kommunizieren. (Bild 3.1)

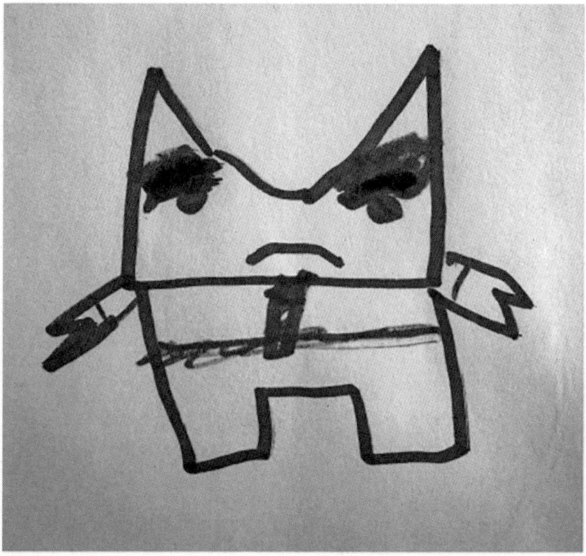

Bild 3.1: Elizabeths »Wut«-Teil aus *Alles steht Kopf*

Da der Großteil meiner Patienten bei Soho Parenting aus Eltern und Kindern besteht, kennen viele diesen Film. Vielleicht haben Sie das Gleiche in Ihrer Praxis festgestellt. *Alles steht Kopf* ist ein ausgezeichneter Animationsfilm, der gleichzeitig das IFS-Protokoll, das häufig mit Bildlichkeit arbeitet, viel weniger esoterisch oder »merkwürdig« aussehen lässt.

Bei der Arbeit mit Kindern gibt es verschiedene Möglichkeiten, dieses Modell einzuführen. Hat das Kind *Alles steht Kopf* gesehen, kennt es oft bereits Teile. Ein kleiner Junge kam zu seiner zweiten Sitzung mit einer »Wut«-Stoffpuppe aus dem Film. Er zeigte sie mir ganz aufgeregt.

»Klasse! Du hast ›Wut‹ mitgebracht. Vielleicht kann er uns ja dabei helfen, mehr über deinen wütenden Teil zu erfahren«, sagte ich, als wir hinüber ins Spielzimmer gingen.

Bei kleineren Kindern können Sie das Modell beispielsweise so vorstellen: »Mama hat mir erzählt, dass es irgendwie schwierig ist, seit dein neuer Bruder auf der Welt ist. Sie sagt, du bist oft traurig. Kannst du mir vielleicht ein Bild von dem Teil malen, der traurig ist?« Die meisten Kinder nehmen sich dann einen Filzstift und malen ein trauriges Gesicht oder eine große blaue Form. Ich sage dann: »Ja, ich sehe deinen traurigen Teil. Lass uns jetzt schauen, was wir über ihn erfahren können.« Und von dort fahren wir dann fort. Bei anderen Kindern können Sie mit einfachen Worten erklären, dass wir alle verschiedene Teile in uns tragen, wie einen albernen Teil, einen wütenden Teil und sogar einen Baby-Teil. Ich frage zum Beispiel: »Kannst du deine Augen zumachen und schauen, welche Teile du in dir siehst?« Sitzung für Sitzung reagieren die Kinder dann damit, dass sie ihre Augen aufreißen und ausrufen: »Ich habe ja so viele Teile in mir!«

Der Beginn einer Sitzung

Der Anfang einer IFS-Sitzung unterscheidet sich nicht sehr von anderen therapeutischen Sitzungen. Therapeut und Patient*in besprechen, was seit der letzten Sitzung in der äußeren Welt des Patienten von Beziehungen, Arbeit und Ereignissen passiert ist. Dann berichtet der Patient über seine innere Welt, seinen körperlichen und emotionalen Zustand und sämtliche Erlebnisse, die für den Geist eine wichtige Rolle spielen. Was im Geist herausragt, dient häufig als Tor zu einem zentralen Aspekt in der inneren Teile-Familie des Patienten.

Schwartz nennt dies den *Wegweiser*, sozusagen den Startpunkt eines Wanderwegs. In der IFS-Therapie ist der Wegweiser der Anfang einer größeren Selbsterkenntnis und Heilung. Die nagenden Gefühle, die nach dem Lesen einer E-Mail bleiben, ein Streit mit dem Ehepartner oder ein Konflikt im Büro sind Beispiele für Wegweiser. Während eines solchen Sondierens fungiert die Therapeutin als »Teile-Detektor« und macht sich mentale Notizen über die verschiedenen sich manifestierenden Teile. Diese Anfangsphase der Therapiesitzung stellt oft die Weichen für den weiteren Verlauf der Sitzung sowie die Auswahl einer Situation, die es näher zu beleuchten, oder einen besonderen Teil, den es zu untersuchen gilt. Eine erwachsene Patientin fing beispielsweise die Sitzung an, indem sie von ihrer Verärgerung im Büro wegen eines neuen Vorgesetzten und einer jüngeren Kollegin berichtete. Ich bat sie, die Augen zu schließen und ihre Gefühle und Körperempfindungen wahrzunehmen, während sie sich auf dieses Gesprächsthema konzentrierte. Dann bat ich sie, den Teil einzuladen, der diese Gefühle in sich trug, und sie sah ein Bild von sich selbst als Sechsjährige. Diese Sechsjährige versuchte verzweifelt, ihrer Mutter gerecht zu werden, die ihre jüngere Schwester bevorzugte. Die Arbeitssituation diente als Wegweiser für die intensive Arbeit mit einem jüngeren Teil dieser Patientin.

ÜBUNG: TEILE ALS WEGWEISER IDENTIFIZIEREN

- Suchen Sie sich eine Situation oder Interaktion aus, die vor Kurzem stattfand und Emotionen oder Reaktionen auslöste, die Sie nun gerne näher untersuchen würden.
- Sitzen Sie einige Minuten lang in Stille und konzentrieren Sie sich zunächst auf Atem und Körperempfindungen.
- Spielen Sie die Szene in Ihrem Geist ab und achten Sie dabei auf Körperempfindungen, Visualisierungen oder innere Dialoge.
- Versuchen Sie, die aktivierten oder verletzten Teile von den Teilen zu trennen, deren Reaktionen sich äußerlich manifestierten. So fangen wir an, zwischen Verbannten und Beschützern zu unterscheiden.

- Nachdem Sie die Augen wieder geöffnet haben, möchten Sie vielleicht die wahrgenommenen Teile kartieren oder aufschreiben. Das Aufzeichnen oder Aufschreiben hilft uns, uns von unseren Teilen zu trennen beziehungsweise sie zu externalisieren. Achten Sie bitte auf die Teile, zu denen Ihr Wegweiser Sie führte.

IFS als Achtsamkeitspraxis

Nachdem sich zu Beginn der Sitzung das zentrale Thema herauskristallisiert hat, bittet man den Patienten oder die Patientin, die Augen zu schließen oder, wenn das nicht als angenehm empfunden wird, den Blick behutsam zu senken. Das zieht den Fokus vom Denken und Sprechen *über* ein Problem ab und lenkt die Aufmerksamkeit auf meditative Weise auf die Innenwelt.

Obwohl IFS nicht als Achtsamkeitspraxis an sich konzipiert wurde, wurde sie zur gleichen Zeit entwickelt und fand Verbreitung zu einer Zeit, in der östliche Meditationspraktiken im Westen florierten. Jon Kabat-Zinn, weltbekannter Wissenschaftler und Begründer der Achtsamkeitsbewegung in den USA, definiert Achtsamkeit so: »Achtsamkeit ist Gewahrsein, das kultiviert wird, indem wir in andauernder und bestimmter Weise aufmerksam sind: mit Absicht, im gegenwärtigen Moment und ohne Beurteilung.« Die Achtsamkeitsmeditation reduziert bewiesenermaßen psychische Fehlbelastungen (Sass, Berenbaum & Abrams 2013), Angststörungen (Hazlett-Stevens 2012) und sogar chronische Schmerzen (Greeson & Eisenlohr-Moul 2014).

Sowohl in der IFS-Therapie als auch in der Achtsamkeitsmeditation wird der Patient angeleitet, sich um die Gefühle, Körperempfindungen, Bilder und inneren Dialoge zu kümmern, die im Hinblick auf das jeweilige Probleme auftreten. In der IFS-Therapie wie bei Achtsamkeitspraktiken »hilft man dem Einzelnen, sich von seinen Gedanken und Emotionen zu lösen und sich eines achtsamen Zustands zu bedienen (…). Statt einfach auf achtsame Weise seine inneren Prozesse zu beobachten, wird er dazu ermutigt, sich der Praxis der inneren Überprüfung zu widmen, diesen Gedanken und Emotionen Fragen zu stellen.« (Shadick, Sowell, Schwartz et al. 2013)

Somatische IFS, ein von Susan McConnell entwickelter Ableger von IFS, setzt alle Werkzeuge des IFS-Modells ein, jedoch unter Hinzunahme von somatischem Gewahrsein, bewusstem Atmen, somatischer Resonanz, achtsamer Bewegung und eingestimmter Berührung. Viele dieser somatischen Achtsamkeitspraktiken verstärken die Wirksamkeit von IFS. (McConnell 2013)

Einen Ziel-Teil finden und identifizieren

Wenn die Patientin »nach innen geht« und sich auf den am Sitzungsanfang besprochenen Wegweiser konzentriert, wird sie sich oft einer Emotion, eines Bildes oder der gefühlten Wahrnehmung eines gegenwärtigen Teils bewusst. Das wird dann meist der Fokus der Arbeit in dieser Sitzung, das ist der *Ziel*-Teil.

Im vorangegangenen Kapitel habe ich eine IFS-Sitzung beschrieben, in der ich die Patientin war und zuerst eine Situation am Computer mit meiner Geschäftspartnerin beschrieb. Diese Situation war mein Wegweiser. Sie erinnern sich vielleicht noch, dass mich die Arbeit mit dieser Situation zu »Danger Will« führte. Er war mein erster Ziel-Teil, als ich mehr über meine Reaktion auf den Konflikt mit Jean erfuhr.

Nachdem der Ziel-Teil identifiziert ist, leitet die Therapeutin die Patientin an, ihn weiter auszuarbeiten oder zusätzliche Informationen über ihn zu erhalten. Nachfolgend finden Sie einige Fragen, die IFS-Therapeuten stellen, um ihren Patienten zu helfen, mehr über den Teil zu lernen.

»Was fühlen Sie im Körper, während Sie sich auf diesen Teil konzentrieren?«

»Sehen Sie ein Bild des Teils oder eine Szene?«

»Hören Sie Worte oder haben Sie eine bestimmte Emotion, die Sie wahrnehmen?«

Die Patienten werden in diesem nach innen gerichteten Zustand gebeten, zu identifizieren, ob Teile präsent sind. Dieser Prozess wird im IFS-Jargon *Einsicht* genannt. Er ist der Hauptmodus, in dem Erwachsene IFS praktizieren, aber selbst sehr kleine Kinder können sich ihrer Teile bewusst sein und von einem ruhigen, mitfühlenden und neugierigen Zustand aus mit ihnen arbeiten. Wir werden einen anderen Modus, mit Teilen zu interagieren, später im Kapitel näher beleuchten. Er wird als *direkter Zugang* bezeichnet.

ÜBUNG: SEINEN ZIEL-TEIL IDENTIFIZIEREN

- Sitzen Sie mit geschlossenen Augen und nehmen Sie sich einige Minuten, um sich auf Ihren Atem zu konzentrieren. Rufen Sie sich eine aufwühlende Situation ins Gedächtnis. Das ist Ihr Wegweiser. Scannen Sie Ihren Körper von Kopf bis Fuß und nehmen Sie wahr, welche körperlichen Empfindungen präsent sind. Wenn Sie eine Empfindung identifizieren, richten Sie Ihre Aufmerksamkeit auf den betreffenden Körperteil. Schicken Sie Ihren Atem dorthin.
- Gibt es ein Bild oder eine Emotion, die mit dieser Empfindung verbunden ist? Wenn Sie ein Bild eines Teils von Ihnen sehen, nehmen Sie sich Zeit, zu erkunden, wie er aussieht. Ist er ein Mensch? Eine Form? Eine Farbe?
- Hören Sie aktiv zu und achten Sie darauf, ob der Teil Ihnen etwas mitteilt. Er spricht womöglich mit einem anderen Teil oder er spricht mit Ihnen. Er kommuniziert vielleicht auf nonverbale Weise, zum Beispiel durch Bewegung oder eine Veränderung der Farbe.
- Während Sie diesen Teil konkretisieren, identifizieren Sie eventuell andere Emotionen, die sich diesem Teil nähern. Bitten Sie diese Teile, beiseitezutreten und Ihnen die Möglichkeit zu geben, von diesem Ziel-Teil zu hören.

- Verbringen Sie etwas Zeit mit diesem Teil und danken Sie ihm für seinen Besuch. Sie möchten sich vielleicht einige Notizen zu diesem Teil machen für den Fall, dass Sie später zu ihm zurückkehren und mehr erfahren wollen.

Was empfinden Sie diesem Teil gegenüber?

Als Nächstes folgt die wichtigste Frage im IFS-Protokoll: »Was empfinden Sie diesem Teil *gegenüber*?« Die Antwort auf diese Frage bestimmt, ob der Patient über ausreichend Selbst-Energie verfügt, um einen Dialog mit dem Teil einzuleiten. Erinnern Sie sich noch an Alexandra und ihren »Gemein«-Teil? Als ich sie fragte, was sie ihm gegenüber empfand, antwortete sie: »Ich wünschte, er würde verschwinden!« Ihre Antwort ist ein Indiz dafür, dass ein Teil, der den »Gemein«-Teil nicht mag, das Antworten übernommen hat. Das ergibt Sinn, denn der »Gemein«-Teil ist der ständige Unruhestifter, aber es zeigt auch, dass Alexandra noch keine Verbindung aus dem Selbst heraus zu diesem Teil hatte. Hätte ihre Antwort »Ich finde ihn cool« oder »Ich finde ihn interessant« gelautet, dann wüssten wir, dass Alexandra ihm gegenüber positiv oder neugierig eingestellt und ihr Selbst gegenwärtig ist. Und darum ist die Frage »Was empfinden Sie diesem Teil gegenüber?« diagnostisch so wichtig.

Stellen Sie sich vor, Sie versuchten, den »Gemein«-Teil von der Warte des Teils aus kennenzulernen, der »Ich wünschte, er würde verschwinden!« sagt. Würden Sie gerne jemandem, der wünschte, es gäbe Sie nicht, etwas über sich selbst erzählen? Ganz sicher nicht. Wenn aber jemand Sie cool oder interessant findet, sind Sie einem Dialog gegenüber offener eingestellt. Das Gleiche trifft auf Teile zu. Wenn der Therapeut einige der Eigenschaften des Selbst in der Antwort auf diese Frage wahrnimmt, wie etwa Neugier, Mitgefühl, Ruhe, Verbindung, Geduld oder Offenheit, dann ist der Patient bereit, den Ziel-Teil näher kennenzulernen. Sind diese

Selbst-Eigenschaften für den Therapeuten nicht wahrnehmbar, was oft der Fall ist, gibt es Methoden, dem Patienten dabei zu helfen, auf mehr Selbst-Energie zuzugreifen.

Teile bitten, beiseitezutreten oder nachzugeben

Nehmen wir an, der Patient antwortet auf die Frage »Was empfinden Sie diesem Teil gegenüber?«: »Ich mag ihn nicht« oder »Ich habe Angst vor ihm«. In diesem Fall bitten wir den antwortenden Teil, sprich: den »Besorgt«-Teil, beiseitezutreten, damit der Patient direkt mit dem Ziel-Teil Kontakt aufnehmen kann. Dieser therapeutische Schritt stammt direkt aus Schwartz' Familientherapie-Techniken mit bulimischen Patientinnen und ihren Familien. Er bittet in solchen Situationen die Mutter oder den Vater oder die Patientin selbst, sich in das Wartezimmer zu begeben. Die Dynamik ändert sich mit der Veränderung der Familienkonstellation sehr schnell. Das Gleiche trifft auf Teile zu.

Viele Teile werden einfach zustimmen, energetisch ins Wartezimmer zu treten oder ihre Energie an die Seite zu stellen oder nachzugeben. Sie werden an den Geschichten der Kinder, mit denen ich arbeite, sehen, dass viele sich dann vorstellen, der Teil sitzt auf dem Sofa oder geht in die Spielzeug-Truhe, wenn wir ihn bitten, beiseitezutreten.

Der nächste Schritt ist, den Patienten zu fragen: »Was empfinden Sie *jetzt* diesem Teil gegenüber?« Zeigt die Antwort Interesse, Mitgefühl oder sogar Offenheit dem Teil gegenüber, dann verfügt der Patient über genügend Selbst-Energie, um den Ziel-Teil kennenzulernen und eine Beziehung zwischen dem Selbst und dem Teil aufzubauen.

»Besorgt«-Teile sind häufig nicht bereit, einfach zurückzutreten. Sie sehen es als ihre Aufgabe, die innere Familie vor Schmerzen zu bewahren. Und wenn sie meinen, eine Verbindung zum Ziel-Teil wird Schmerzen auslösen, weigern sie sich meist. Aber keine Sorge. Teile sind verhandlungswillig.

Mit Teilen verhandeln

Wenn ein »Besorgt«-Teil nicht beiseitetreten möchte, damit Sie auf einen Ziel-Teil zugreifen können, dann richten Sie Ihre Aufmerksamkeit auf ihn. Die Ängste, Gefühle oder Sorgen eines Teils sind immer als legitim anzusehen. Nehmen wir an, der Teil sagt Folgendes: »Dieser Teil sorgt jedes Mal für Schwierigkeiten. Warum willst du mit ihm sprechen?« Das ist eine berechtigte Frage. Die Therapeutin kann die Patientin dann anleiten, darauf hinzuweisen, warum ein Beiseitetreten im Interesse des »Besorgt«-Teils ist. Oder die Therapeutin kann selbst direkt mit dem Teil reden, was als *direkter Zugang* bezeichnet wird: »Nun, wenn du uns mit diesem Teil sprechen lässt, können wir ihm vielleicht helfen und er verursacht dir nicht so viele Probleme. Wäre das nicht besser?«

In vielen Fällen brauchen »Besorgt«-Teile einfach nur ein wenig Bestätigung, und sie treten beiseite. Manchmal blockt der »Besorgt«-Teil jedoch ab. »Tritt er immer noch nicht beiseite, dann haben Sie keine Wahl und müssen den ›Besorgt‹-Teil zu Ihrem Ziel-Teil machen.« (Earley, 2016) Das mag nur ein paar Minuten oder aber eine oder mehrere Sitzungen dauern. IFS-Therapeuten preschen niemals vor und versuchen nie, einen Teil zum Beiseitetreten zu zwingen. Das Ziel ist, alle Teile willkommen zu heißen und eine gute Beziehung zu diesen Beschützern aufzubauen.

Eine andere Form des Verhandelns mit einem Teil besteht darin, ihm einen Anreiz zu geben. Ein Junge hatte einen »Ablenker«-Teil, der sich ständig in seinen Geist drängte, um diesen von seiner Angst abzulenken. Dieser »Ablenker«-Teil wollte zuerst nicht mit dem »Ängstlich«-Teil zusammenarbeiten. Ich verhandelte direkt mit dem Teil. »Wenn du zustimmst und beiseitetrittst und Ben mit dem ›Ängstlich‹-Teil arbeiten lässt, wirst du selber weniger arbeiten müssen.«

Eine weitere Verhandlungsmethode ist die, zu erklären, dass es nicht zu Heilung und Entlastung kommt, wenn man sich den Teilen mit dieser Haltung nähert. (Earley 2014) Viele Teile akzeptieren diese Begründung und erlauben nach einer solchen Verhandlungszeit den Zugang zum Ziel-Teil.

Verschmelzen und Lösen

Verschmelzen und *Lösen* sind sehr wichtige Konzepte in der IFS-Therapie. Um sich über ihre Bedeutung klar zu werden, hilft es vielleicht, sich eine Tasse mit heißem Wasser vorzustellen. Neben der Tasse befindet sich ein Sortiment an Teebeuteln. Sehen Sie das heiße Wasser als das Selbst – klar und aufnahmebereit. Sehen Sie die Teebeutel als verschiedene Teile – eigenständige Einheiten, jede mit ihrer eigenen Farbe, Geschmack und Begrenzung. In diesem Moment sind das Selbst und die Teile voneinander getrennt. Sie sind voneinander gelöst. »Bevor man einen Teil überhaupt kennenlernen kann, muss er von den anderen Teilen und dem Selbst unterschieden werden. Ohne eine derartige Unterscheidung ist es nicht möglich, zu wissen, wo ein Teil endet und ein anderer anfängt beziehungsweise wo Teile enden und das Selbst anfängt.« (Gomez & Krause, 2013) Hat sich ein Teil von anderen gelöst, ist das Selbst eigenständig genug, um ihn kennenzulernen, ihn wertzuschätzen und ihn zu heilen.

Stellen Sie sich nun vor, Sie geben einen oder mehrere Teebeutel in die Tasse. Der Tee vermischt sich mit dem Wasser und Farbe und Geschmack durchdringen das Wasser. Das Wasser existiert immer noch, aber es ist nicht mehr klar. Die Grenzen von Selbst und Teilen sind unscharf. Schwartz beschreibt es so: Wenn ein Teil seine Gefühle auf das Selbst überträgt, werden die Ressourcen des Selbst blockiert. Es ist so, als würde der Teil mit dem Selbst verschmelzen und die Führung übernehmen. (Schwartz 2018)

Eine andere Option, den Charakter des Verschmelzens und Lösens zu formulieren, ist Jay Earleys Konzept vom »Sitz des Bewusstseins«. Er erklärt es so: »Wir haben alle einen Punkt in unserer Psyche, der unsere Identität, Entscheidungen, Gefühle, Wahrnehmungen bestimmt. Dieser Sitz kann vom Selbst oder einem Teil belegt sein. Wer auch immer diesen Sitz des Bewusstseins in dem jeweiligen Moment einnimmt, führt in dem Moment Regie über unsere Psyche.« (Earley 2014)

Erinnern Sie sich an das letzte Mal, als Sie so wütend waren, dass Ihr gesamtes Sein sich überwältigt fühlte? Sie hatten vermutlich Schwierigkeiten, nicht vollkommen auszurasten, und das Gefühl, als habe jemand anders die Kontrolle übernommen. Sie können dieses Erlebnis nun folgendermaßen betrachten: Der »Wütend«-Teil hat den *Sitz des Bewusstseins* eingenommen oder der »Wütend«-Teil ist vollständig mit dem Selbst verschmolzen.

Die Feuerbekämpfer-Teile verschmelzen häufig mit der inneren Familie und übernehmen die Kontrolle über sie, wenn sie meinen, gefährliche Schmerzen hätten sich einen Weg an die Oberfläche gebahnt. Aus diesem Blickwinkel lassen sich Suchterkrankungen besser verstehen. Der suchterzeugende Feuerbekämpfer verschmilzt mit der inneren Familie, kapert sie und agiert sich mit ungesunden Verhaltensweisen aus. Ein anderes Beispiel für Verschmelzen ist die Übernahme der inneren Familie durch den Schmerz eines jungen Verbannten. Verzweiflung, Hoffnungslosigkeit oder Gefühle der Wertlosigkeit durchdringen das Sein und werden unerträglich.

Ein wichtiger Aspekt des IFS-Protokolls besteht darin, dem Patienten beim Lösen zu helfen, das heißt, Teile dazu zu bringen, ihre Energie aus dem Körper heraus zu bewegen oder ihre Intensität zu mäßigen. Teile wollen vom Selbst wahrgenommen und verstanden werden sowie Hilfe von ihm erhalten. Daher sind sie oft bereit, eine gewisse Differenzierung zuzulassen. In diesem Moment kann das Selbst anfangen, mit Neugier und Mitgefühl die ganze Geschichte, die positive Absicht und die Auslöser für diesen bestimmten Teil kennenzulernen.

Dieser Prozess des Lösens kann auch außerhalb des Therapierahmens in Gang gesetzt werden. Sobald ich das Phänomen des Verschmelzens und Lösens kennengelernt hatte, war ich in der Lage, bei mir selbst zu bemerken, wann ich mit der Intensität von Gefühlen, respektive einer eindimensionalen Perspektive, oder auch nur den Veränderungen der körperlichen Empfindungen verschmolzen war. Ich lernte, so wie es alle Patienten lernen können, mein Verschmelzen zu erkennen und zu benennen, den Teil um etwas Raum zu bitten und dann meine eigene innere Familie dadurch zu beruhigen, dass ich den Teil als genau das wahrnahm, was er war: einen Teil von mir und nicht mein ganzes Ich.

Beschützer anerkennen

Hat sich ein Teil wieder von anderen Teilen gelöst, ist es für die Patientin leichter, zu erkennen, dass dieser Teil verschmolzen war, um auf irgendeine Weise zu helfen. Stellen Sie sich einen »Wütend«-Teil vor, der die Regie übernimmt, um Sie vor Zurückweisung zu schützen. Oder einen »Kritisch«-Teil, der dominiert, weil er Sie vor Enttäuschungen bewahren möchte. Bei Erwachsenen leisten die Beschützer meist seit Jahrzehnten und bei einigen Kindern seit Jahren schwere Arbeit. Sie mögen fehlgeleitet sein, wie mein höhnischer Bösewicht und Kritiker »Snidely Whiplash«, der mich auf Vordermann bringen will, oder »Lang-Weilig«, Barts Beschützer, der ihn in der Schule gelangweilt aussehen lässt, um ihn vor Verlegenheit zu beschützen. Doch ihre Absicht ist es, zu helfen. Werden ihre Bemühungen anerkannt, zeigen Beschützer sich meist zugänglich und treten beiseite, damit Patient und Therapeut mit dem verbannten Teil, den die Beschützer schützen, arbeiten können.

ÜBUNG: EINEN BESCHÜTZER ANERKENNEN

Sie können nach den vorangegangenen Übungen jetzt hoffentlich einen oder mehrere Ihrer Beschützer identifizieren. Lassen Sie uns die nachfolgende Übung machen, um zu hören, wie der Beschützer Ihnen helfen will.

- Lesen Sie sich bitte die folgende Anleitung durch, bevor Sie die Augen schließen und nach innen gehen, um mit diesem Teil zu arbeiten.
- Stellen Sie während des Verbindungsaufbaus mit diesem Teil sicher, dass Sie entweder Mitgefühl oder Neugier für diesen Teil empfinden. Bemerken Sie einen »Besorgt«-Teil, bitten Sie ihn, beiseitezutreten oder sich ins Wartezimmer zu begeben, damit Sie Ihren Ziel-Teil besser kennenlernen können.
- Während Sie diesem Teil zuhören, stellen Sie ihm bitte die folgenden Fragen vom Selbst:

    - Wie lange machst du diese Arbeit schon?
    - Welche positive Absicht hast du für mich?
    - Wie schwer ist deine Arbeit für mich?
- Achten Sie darauf, wie Sie sich diesem Teil gegenüber fühlen, nachdem Sie seine Antworten gehört haben. Fühlt es sich richtig an, dann lassen Sie ihn wissen, dass Sie verstehen, was er zu tun versucht.
- Schicken Sie ihm Dankbarkeit und Anerkennung für seine Arbeit und nehmen Sie wahr, wie er auf diese Verbundenheit und dieses Lob reagiert.

Die Erlaubnis erhalten, mit einem Verbannten zu arbeiten

Sobald Beschützer ausreichend Anerkennung erhalten haben und wissen, dass man sie kennt, erlauben sie es oft, eine Verbindung zu einem verletzten oder verbannten Teil herzustellen. Sie können nun darauf vertrauen, dass Sie bereit sind, von einem Teil zu hören und sich um ihn zu kümmern, der etwas Schmerzliches erlebt hat und in der Zeit und an dem Ort des Erlebten feststeckt. Die siebenjährige Bettina kotete sich seit über einem Jahr ein und musste Pull-up-Windeln zur Schule tragen. Als wir gemeinsam an diesem Problem arbeiteten, identifizierte Bettina mehrere Teile: »Gluteus maximus«, den Teil, der das Aa herauslässt; den »Einhalten«-Teil und den »Traurig«-Teil, der sich wegen seines Geruchs kritisiert fühlt. (Bild 3.2) Erst als sie mit »Gluteus maximus« und »Einhalten« arbeiten konnte, waren diese Teile bereit, beiseitezutreten, damit Bettina Zugang zum »Traurig«-Teil finden konnte. Dies war ein wichtiger Abschnitt in ihrem Heilprozess, und sie begann zu dieser Zeit wieder normale Unterhosen zu tragen und die Toilette zu benutzen.

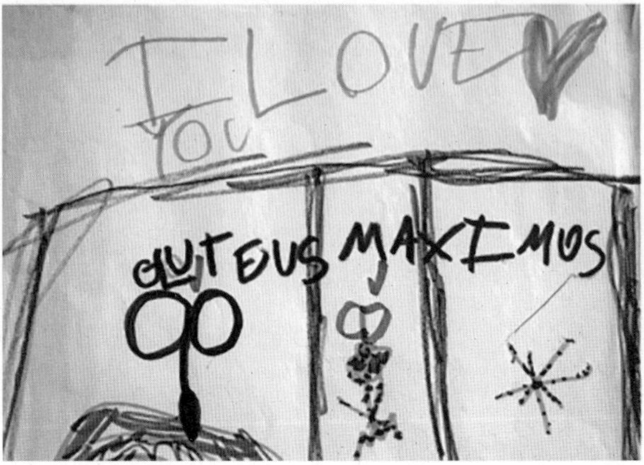

Abbildung 3.2: Bettinas »Gluteus Maximus«, Ausschnitt

Eine Verbindung zu einem Verbannten herstellen

Sobald sich Beschützer bereit erklärt haben, eine Verbindung zu einem Verbannten zu erlauben, kommen einige der berührendsten Aspekte des IFS-Protokolls zum Tragen. Verbannte tragen die verwundbarsten aller menschlichen Emotionen in sich. Sie wurden von Beschützern beiseitegeschoben, die diese Gefühle als inakzeptabel für ihre Mitmenschen oder als zu überwältigend für einen selbst deklarierten. Es ist wichtig, beim Verbindungsaufbau mit einem Verbannten behutsam vorzugehen, damit Vertrauen entstehen kann. Der Teil muss in der Lage sein, sich in seinem eigenen Tempo und seiner eigenen Art mitzuteilen. Bitten Sie die Patientin, zu beschreiben, wie sie den Verbannten erlebt. Die Antwort kann beispielsweise so aussehen: »Da ist eine Schwere im Brustkorb« oder »Ich sehe einen kleinen Jungen in der Zimmerecke, kauernd und zitternd«. Ein Kind malt möglicherweise ein großes trauriges Gesicht mit tränenden Augen. Leiten Sie die Patientin sanft an, einen Kontakt mit dem Verbannten aufzubauen. Sie könnten Folgendes sagen: »Legen Sie Ihre Hand auf die Schwere im Brustkorb und lassen Sie diesen Teil wissen, dass Sie ihn fühlen«, »Lassen Sie den kleinen Jungen in der Zimmerecke wissen, dass Sie hier sind« oder »Kannst du dem traurigen Gesicht sagen, du siehst, dass es weint?«. Und dann: »Achten Sie darauf, was passiert, wenn Sie das tun.«

Eine solche feinfühlige Einleitung des Kontakts zu Verbannten ähnelt der Begegnung mit einem verschreckten kleinen Tier. Gehen Sie langsam vor, mit Güte und Geduld. Es braucht Zeit, bis ein verbannter Teil überhaupt die Gegenwart des Selbst bemerkt. Sie können sicherstellen, dass das Selbst den Kontakt aufnimmt, indem Sie die Patientin fragen, was sie dem Verbannten gegenüber empfindet. Oft besteht der Wunsch, den Teil zu trösten, ihn kennenzulernen und sich um ihn zu kümmern. Ist das der Fall, können Sie die Verbindung fördern. Viele Patienten berichten, dass der verbannte Teil aufzublicken oder das Selbst bemerkt zu haben schien. Leiten Sie die Patientin an, ihre liebevollen Gefühle oder ihre Neugier dem Teil entgegenzubringen. »Lassen Sie ihn wissen, dass Sie ihn kennenzulernen möchten« oder »Schicken Sie diesem Teil Warmherzigkeit«.

Bezeugen

Sie können den Patienten anleiten, sich dem Teil anzunähern und lediglich etwas Zeit in seiner Nähe zu verbringen. Während der verbannte Teil langsam Vertrauen gewinnt, kann es in der Sitzung lange Schweigepausen geben. Fragen Sie in diesem Fall bei Ihrem Patienten nach: »Was passiert gerade?« »Wenn das Selbst diese Fürsorge und Klarheit zeigen kann, wird sich der Teil langsam öffnen und über seine Gefühle sprechen.« (Schwartz 2018) Danach gehen wir zur Bezeugen-Phase des Protokolls über, in der das Selbst die schmerzlichen Erlebnisse des Verbannten in einem Zustand des aktiven Zuhörens und der Resonanz hört, sieht oder fühlt. Wie Bessel van der Kolk schreibt, wird so die Voraussetzung geschaffen, um ein Trauma aufzulösen: hin und her pendelnd zwischen einem Zustand des Erforschens und der Sicherheit, zwischen Sprache und Körper, sich an das Vergangene erinnernd und sich zugleich in der Gegenwart lebendig fühlend. (Van der Kolk 2018)

Das kann über einen Zeitraum von einer oder mehreren Sitzungen stattfinden. Wenn der Verbannte mehr Zeit benötigt, um sich zu zeigen, und die Sitzung neigt sich dem Ende zu, können Sie den verbannten Teil fragen, wo er gerne bleiben möchte, bis mit ihm in der nächsten Sitzung weitergearbeitet wird. Manche Teile bitten darum, in der Praxis zu bleiben, andere möchten im Herzen des Patienten sein. Ich leite den Patienten an, sich vorzunehmen, während der Woche nach dem verbannten Teil zu sehen, um die Verbindung vor der nächsten Sitzung zu stärken.

Teile aus der Vergangenheit herausholen

Beim Bezeugen der Verbannten wird oft klar, dass diese kindlichen Teile so leben, als wäre die Zeit stehen geblieben. »Erst wenn dieser Teil aus der Vergangenheit befreit wurde und in der Gegenwart genährt wird, ist er in der Lage, seine extremen Gefühle oder Überzeugungen fallen zu lassen.« (Schwartz 2018) Diese Erkenntnis von Schwartz deckt sich mit allem, was wir aus der Trauma-Forschung wissen.

> Traumata führen zu einer völligen Neuorganisation der Wahrnehmungen im Geist und im Gehirn. Sie verändern nicht nur, wie wir denken und womit wir uns dabei befassen, sondern auch unsere Denkfähigkeit selbst. Wir haben festgestellt, daß es durchaus sinnvoll ist, Traumatisierten zu helfen, ihre Erlebnisse in Worte zu fassen, daß allein dies aber in der Regel nicht ausreicht. Die Fähigkeit, eine Geschichte zu erzählen, verändert nicht zwingend die automatischen physischen und hormonellen Reaktionen eines weiterhin hypervigilanten Körpers, der in der bangen Erwartung verharrt, zu jedem beliebigen Zeitpunkt angegriffen oder verletzt werden zu können. Eine wirkliche Veränderung kann nur stattfinden, wenn der Körper lernt, daß die Gefahr vorüber ist und er wieder in der gegenwärtigen Realität lebt.
>
> (Van der Kolk 2018)

Teile in die Gegenwart zu bringen ist ein wichtiges Element des IFS-Protokolls. Der Therapeut kann den Patienten einfach nur bitten, den Teil zu fragen: »Bist du in der Vergangenheit?« oder »Bist du bereit, diese Zeit und diesen Ort zu verlassen und mit mir in die Gegenwart zu kommen?« Wenn der Patient zustimmt, ruft das Selbst energetisch oder visuell diesen Teil ab und bringt ihn in den gegenwärtigen Moment. Die Kreativität der erwachsenen und jugendlichen Patienten wird in dieser Phase der Therapie deutlich sichtbar. Manchmal stellen sich Teile als eine sichere und behagliche Kulisse vor, zu der sie zurückkehren, wie ein magisches Baumhaus oder einen Lieblingsstrand. Manche Patienten bringen ihre Teile zu ihrer Wohnung oder ihrem Haus oder in meine Praxis, damit sie auch mit mir Zeit verbringen. Der Teil ist dann meist bereit, die Lasten, die er getragen hat, loszulassen, da er sich nun im Hier und Jetzt sicher fühlt.

Entlasten

Einer der faszinierendsten und originellsten Aspekte des IFS-Protokolls ist das *Entlasten*. Schwartz stellte fest, dass eine tiefe Verwandlung eines verbannten Teils möglich war, nachdem das Selbst den verbannten Teil angehört und sich um ihn gekümmert hatte. Der Teil kann nun tatsächlich die Last, die er trägt, loslassen. Es ist unerlässlich, dem Teil zu versichern, dass die Last nicht zum Teil gehört, sondern dass der Teil sie übernommen hat. (Schwartz 2018) Die Last ist das Konglomerat aus Ansichten, Gefühlen und körperlichen Manifestationen des Schmerzes, den dieser Teil erduldet.

Ich beschreibe an späterer Stelle detailliert, wie der Teil unter der Anleitung der IFS-Therapeutin und zusammen mit dem gegenwärtigen Selbst diese Konstellation von Affekten, Gedanken und körperlichen Gefühlen sammeln und dann loslassen kann. Teile setzen diese Lasten häufig in die Elemente frei: in den Wind, ins Feuer, in die Erde oder ins Licht. Manchmal haben Teile ihre ganz eigenen kreativen Ideen, so wie bei Bart, der seine Last in Form einer Hinterlassenschaft in der Toilette losließ; oder wie bei Lizzie, die ihre Last in Vögel verwandelte und sie wegfliegen ließ; oder wie bei Juliana, die ihre Last in einem Eisblock einfror. Viele Elemente der Systemischen Therapie mit der Inneren Familie ergeben intuitiv Sinn. Das Entlasten gehört jedoch nicht dazu. Es ist eine Art von Erfahrung nach dem Prinzip »Sehen heißt glauben«. Aus meiner eigenen jahrelangen IFS-Arbeit und der Erfahrung meiner Patienten weiß ich, dass man in der Tat sehen kann, dass das Entlasten einen dauerhaften und spürbaren Effekt hat.

Einladung

Hat man den Teil entlastet, lautet der nächste Schritt im Protokoll, dass der Patient die Eigenschaften einlädt, die dieser Teil für sein weiteres Wachsen und Aufblühen benötigt. Da es nach dem Loslassen von Lasten mehr Platz in der inneren Familie gibt, können diese neuen positiven Gefühle, Ansichten und körperlichen Zustände den nun geschaffenen Raum ausfüllen. Das ist ein sehr berührender Moment in der Sitzung. Ich fühle mich geehrt, wenn meine Patienten Selbstliebe, Zuversicht, Sonnenlicht, Wärme, Liebe, Vertrauen und Freude willkommen heißen und ich die Entspannung in ihrem Körper, ihr unwillkürliches Lächeln und ihre strahlende Zufriedenheit sehe.

Bei Beschützern nachfragen

Der letzte Schritt im IFS-Protokoll ist, die Teile, die beiseitegetreten waren, zu bitten, die bezeugte Arbeit zu beurteilen. Erinnern Sie sich noch an Jeans skeptischen Teil bei ihrer praktischen Veranschaulichung von IFS mit Schwartz in Cape Cod? Der skeptische Teil von Jean hatte das Entlasten eines anderen Teils beobachtet. Als Schwartz bei ihm nachfragte, berichtete der Teil, er habe nur Beweise sehen wollen und sei jetzt zufrieden.

Wenn Manager und Feuerbekämpfer das stattgefundene Heilen sehen, werden sie nicht mehr als leidenschaftliche Beschützer benötigt. Sie können nun ihre Fertigkeiten auf gemäßigtere Weise einsetzen. Nachdem mein Kritiker »Snidely Whiplash« den von ihm beschützten Teil losgelassen hatte, gelang es ihm, mich freundlich daran zu erinnern, zum Beispiel zum Yoga zu gehen oder meinen Schrank aufzuräumen. Neue Beziehungen zwischen Teilen entstehen, und Schwartz beschreibt es so, dass es nun nicht länger Manager, Feuerbekämpfer und Verbannte gibt, sondern einfach nur Teile der inneren Familie. (Schwartz 2018)

Wir kommen nun zu den klinischen Fallgeschichten. Sie veranschaulichen die Konzepte und das Protokoll der IFS-Therapie.

4 Teile finden und Freundschaft mit ihnen schließen

Percy, Charlotte und Kathleen

SCHLÜSSELWÖRTER

Teile:	innere Teilpersönlichkeiten, die über die gesamte Bandbreite an Gefühlen, Gedanken, körperlichen Empfindungen und Überzeugungen verfügen
Manager:	proaktive Teile, deren Ziel die Reduzierung psychischer Schmerzen ist
Positive Absicht:	die Überzeugung, dass alle Teile versuchen, Hilfreiches und Gutes für uns zu tun, ungeachtet des Ergebnisses solcher Versuche
Nach innen gehen:	seine Aufmerksamkeit von der äußeren auf die innere Welt richten, indem die Augen geschlossen oder sanft auf einen Punkt neu ausgerichtet werden
Körperkarte:	eine Externalisierungsmethode, mit der Teile in den Körperumriss eines Kindes gezeichnet werden
Beiseitetreten/ Nachgeben:	wenn ein Beschützer-Teil sich dazu bereit erklärt, beiseitezutreten, damit der Patient auf seinen Ziel-Teil zugreifen kann
Einsicht:	die innere Erfahrung und der innere Prozess, eine Verbindung zu seinen Teilen aufzubauen und auf das Selbst zuzugreifen
Selbst:	die jedem Menschen innewohnende gesunde, kluge und mitfühlende Präsenz

Sehen wir uns jetzt, nachdem ich die Schlüsselkonzepte der IFS-Therapie sowie die Protokoll-Schritte näher erläutert habe, einige klinische Fallgeschichten an. Sie veranschaulichen die IFS-Therapie mit Kindern.

Percy ist ein elfjähriger Junge mit leuchtend grünen Augen und einem drahtigen Körper. Bei unserer ersten Begegnung fiel mir auf, dass er klein für sein Alter war, fast zart. Sein frühreifer Intellekt und seine emotionale Tiefe überraschten mich daher.

»Ich bin so froh, dass meine Eltern mich endlich hierhergebracht haben. Ich muss wissen, was mit mir los ist. Ich habe so große Angst, mich zu übergeben, dass ich es kaum durch einen Schultag schaffe. Nach außen tue ich so, als ob es mir gut ginge, aber innen kann ich nur an Bakterien, Übergeben und das *Wissen* denken, dass ich krank werde und sterbe. Sogar auf die Toilette zu gehen macht mir Angst. Wusstest du, dass Elvis auf der Toilette gestorben ist?«

»Ja, das wusste ich.«

»Meine Mama hat mir erzählt, er hat Drogen genommen und getrunken, und es war einfach nur Zufall, dass er auf der Toilette war, als er starb. Aber ich kriege das Bild nicht aus meinem Kopf. Ich kann meine Gedanken einfach nicht anhalten.«

Percys Ehrlichkeit angesichts seines Leidens und der Ausdruck seiner Erleichterung, deswegen eine Therapeutin zu besuchen, machten ihn unmittelbar liebenswert. Ich stellte Percy das IFS-Modell vor, indem ich seine Sorge als einen Teil von ihm thematisierte.

»Dieser Teil von dir, der sich Sorgen macht, dass du dich übergeben musst, scheint ja ganz schön aufgeregt zu sein! Wir alle haben Teile, die ziemlich groß werden und starke Gefühle haben.«

Ich versicherte ihm, dass ich viele Kinder kannte, die sich Sorgen machten, und dass ich interessante Möglichkeiten wusste, die halfen. Ich schlug vor, gemeinsam Detektiv zu spielen und alles über den besorgten Teil zu erfahren, damit wir ihm helfen konnten, sich wieder zu beruhigen.

Percy war sichtlich froh und meinte: »Gute Idee. Ich möchte das machen. »

Ich bin überzeugt, dass die Beschreibung unserer Arbeit als »Detektiv-Duo« das Konzept der Neugier betont, die ein maßgebliches Charakteristikum der IFS-Therapie ist. Die Formulierung drückt daneben auch aus, dass Therapeut und kindlicher Patient eine Arbeitsgemeinschaft bilden, die in jeder Kinderpsychotherapie notwendig ist. Nach der Erfahrung von Landreth wird die Beziehung zu einem Kind dadurch unterstützt, dass das Selbst subtil auf die Äußerung des kindlichen Selbst reagiert. (Landreth 2012) Die IFS-Kinderpsychotherapie baut auf der Grundlage der kindzentrierten Spieltherapie (CCPT) auf. Diese Therapieform beruht auf dem Vertrauen darauf, dass ein Kind sich besser entwickelt, wenn es förderliche Beziehungen und eine unterstützende Umgebung erlebt. (Ray und Landreth, 2015)

Percys Eltern waren von London nach New York gezogen, als er ein Kleinkind war. Er hatte eine jüngere Schwester, Sally, deren zurückhaltendere Art für die Eltern leichter war. Percys Eltern waren beide in künstlerischen Bereichen tätig und brachten daher der Intensität und Kreativität ihres Sohnes viel Verständnis entgegen. Zugleich waren sie völlig ratlos, wie sie ihm mit seiner Angst helfen konnten. Percys Ängste machten die einfachsten Alltagsangelegenheiten für seine Familie kompliziert. Mahlzeiten, Wetterveränderungen, Toilettengang und der Besuch von Schulveranstaltungen lösten bei Percy oft so viel Angst aus, dass die gesamte Familie um diese Angst kreiste. So sehr die Eltern es mit Appellen an die Vernunft, Trost sowie mit liebevoller Strenge versuchten, nichts schien Percys überwältigende Angst eindämmen zu können. Percys Verhalten war besonders für seine Mutter schwierig, denn in ihrer Familie gab es Angststörungen und depressive Verstimmungen. Sie machte sich Sorgen, dass Percy auf ein Leben voller Schwierigkeiten zusteuerte.

Da Percy sehr gerne malte, hatte ich in unserer nächsten Sitzung einen großen Zeichenblock sowie Bunt- und Filzstifte parat. Wir machten es uns auf dem Fußboden bequem und ich fragte ihn, wie seine Woche gewesen war.

»Ich hatte eine schwere Woche. Es war so heiß. Wir wollten eigentlich zelten gehen, aber ich hatte zu viel Angst vor Dehydrierung«, berichtete Percy.

»Also der ›Angst-Teil‹ war ziemlich stark?«

Er nickte verzweifelt.

»Erinnerst du dich noch an das, was ich gesagt habe: dass ich ein paar Möglichkeiten habe, mit denen wir an der Angst arbeiten können? Lass uns das versuchen und mehr über diesen ›Angst‹-Teil von dir herausfinden.«

Der erste Schritt im IFS-Protokoll lautet, die Aufmerksamkeit nach innen zu lenken und sich auf einen Teil zu fokussieren.

Ich bat Percy, das zu tun.

»Schließe bitte deine Augen, atme tief ein und aus und achte darauf, ob du ein Bild dieses ängstlichen Teils siehst oder ihn hörst oder fühlst, wo er in deinem Körper lebt. Oder ob es auch einen anderen Teil gibt, das wäre auch toll«, leitete ich ihn an.

Dass ich andere Teile erwähne, gibt Percy die Information, dass jeder Teil, der aufkommt, willkommen ist. Und dies ist genau das, was in dieser Sitzung auch passierte. Percy schloss seine Augen, seine Hände lagen in seinem Schoß, und er saß so einige Minuten lang. Ich sah, wie sich seine Augenbrauen hoben und wieder senkten, so, als ob er über etwas nachdachte. Plötzlich öffnete er seine Augen und sagte in einem erstaunten Ton, er habe einen »Wütenden Teufel« gesehen.

»Wie sieht er aus?«, fragte ich.

»Dampf kommt aus seinen Ohren, und er ist ganz rot und hat Fäuste gemacht.« Percy machte seinerseits Fäuste, um es mir zu zeigen.

»Du meine Güte, er scheint sehr wütend zu sein! Was empfindest du ihm gegenüber?«, fragte ich ihn.

Diese Frage ist von zentraler Bedeutung. Da das Ziel des Protokolls darin besteht, dem Patienten zu helfen, eine neugierige oder mitfühlende Haltung einem Teil gegenüber einzunehmen, entscheidet diese einfache Frage, ob der Patient über ausreichend Selbst-Energie verfügt oder ob andere Teile mit negativen Gefühlen im Weg stehen. Der Therapeut leitet den Patienten an, die Teile zu bitten, so lange beiseitezutreten, bis sich das Selbst zeigt. Beantwortet der Patient die Frage dann mit »Ich finde ihn interessant« oder »Ich fühle mit ihm« oder »Ich würde ihn gerne näher kennenlernen«, dann wissen Sie, dass das Selbst gegenwärtig ist. Antwortet der Patient stattdessen »Ich hasse diesen Teil von mir« oder »Dieser Teil ruiniert mein Leben« oder »Dieser Teil will nicht, dass ich glücklich bin«, dann wissen Sie, dass ein anderer Teil gegenwärtig ist, der zunächst nachgeben oder zurücktreten muss, um Platz für das Selbst zu schaffen. Das Selbst ist immer da, aber es ist oft verdeckt, so wie die Sonne immer über den Wolken ist.

»Er ist unheimlich«, sagte Percy.

»Okay. Lass uns versuchen, ob du den Teil, der Angst vor ihm hat, fragen kannst, ob er bereit wäre, sich an eine andere Stelle im Zimmer zu begeben, damit der ›Wütende Teufel‹ ihm keine Angst mehr macht. Du und ich, wir werden mit dem ›Teufel‹ reden.«

Percy sah sich im Zimmer um und zeigte auf das Sofa.

»Er soll dort auf das Sofa«, meinte er.

»Sehr gut. Lass ihn es sich auf dem Sofa bequem machen und vergiss nicht, ihm zu danken, dass er dort warten will. Gib mir Bescheid, wenn er dort ist.«

Es erstaunt mich jedes Mal aufs Neue, wie natürlich und leicht es für viele Kinder ist, auf ihre Teile zuzugreifen und sofort anzufangen, mit ihnen zu interagieren. Percy richtete seine Aufmerksamkeit nach innen und kommunizierte mit seinem Teil, als ob er seit Jahren nichts anderes täte.

»In Ordnung, was empfindest du *jetzt* dem ›Wütenden Teufel‹ gegenüber?«, fragte ich ihn.

»Er ist hässlich!«, rief Percy aus.

»Okay, versuch doch, ob der Teil, der meint, er sei hässlich, sich neben den ängstlichen Teil auf das Sofa setzen möchte.«

Percy machte die Augen zu und nickte. »Er möchte«, meinte er.

»Toll. Schau jetzt nach: Was empfindest du nun dem ›wütenden Teufel‹ gegenüber?«, leitete ich ihn an.

»Er ist irgendwie cool«, antwortete er, beeindruckt vom »Teufel«.

Seine Antwort zeigte, dass sich Percys Einstellung geändert hatte. Die

Teile, die negative Gefühle tragen, waren beiseitegetreten, um Interesse und Verbindung zutage treten zu lassen, zwei der wichtigsten Eigenschaften von Selbst-Energie.

»In Ordnung, lass ihn wissen, dass du ihn cool findest, und schau, wie er reagiert«, forderte ich Percy auf. Ich wollte auf diese Weise feststellen, ob der Teil sich Percys Gegenwart bewusst war, und eine Verbindung ermöglichen.

»Ja, er will reden.«

»Gut. Frag ihn, wie alt er ist.«

»Er wurde am 12. Februar 2006 geboren!«

»Toll. Er weiß seinen Geburtstag?«, fragte ich Percy mit einer Mischung aus Überraschung und Vergnügen.

»Ja, er sagt, er wurde am selben Tag wie Sally geboren. Er war ein Baby. Er war damals noch nicht wütend, aber er wurde wütender und wütender, als er sah, wie viel Aufmerksamkeit Sally bekam«, berichtete Percy souverän.

»Ergibt das für dich Sinn?«, wollte ich wissen.

»Ja, sicher.« Er hielte inne und schloss die Augen. »Aber er sagt, er war nicht auf Sally wütend. Er war auf Mama und Papa wütend.«

»Weil sie ihr so viel Aufmerksamkeit widmeten?«

»Ja, richtig wütend.«

»Lass ihn wissen, dass du froh bist, dass er mit dir über seine Gefühle spricht, und frag ihn, worüber er sonst noch mit dir reden möchte.«

Percy schloss wieder die Augen. Ich sah an seinem Gesichtsausdruck, dass in seinem liebenswerten Kopf gerade sehr viel passierte.

»Er lebt in einem kleinen Vulkan, der manchmal ausbricht. Er lebt in meinem Kopf, aber er hat ein Versteck in meinen Fäusten. Darum schlagen meine Fäuste auch! Er benutzt einen Dreizack, um damit Sorgen zu bekämpfen. Der Vulkan, der sein Zuhause ist, hat ein großes Loch und viele Risse. Niemand darf hinein. Der ›Wütende Teufel‹ ist gegen Lava immun. Er hat Schilder auf dem Vulkan. Auf ihnen steht ›Betreten verboten!‹ und ›Verschwinde!‹ und ›Achtung, Wütender Teufel‹.

»Percy, das ist klasse, dass er dir so viel von sich erzählt hat.«

Percy lachte und schaute auf den Block und die Filzstifte.

»Ich möchte ihn malen.«

»Nur zu. Ich bin schon ganz gespannt, wie der ›Wütende Teufel‹ und der Vulkan aussehen.«

Da es Percy so leichtfiel, seine Teile zu sehen und von ihnen zu hören, schlug ich nicht von vornherein vor, sie zu zeichnen. Wäre er zerstreut gewesen oder hätte er festgesteckt, hätte ich es womöglich erwähnt, um seine Verbindung zum »Wütenden Teufel« aufrechtzuerhalten. Bis Percy anfing zu malen, hatte er etwas angewandt, was in der IFS-Therapie als *Einsicht* bezeichnet wird. Einsicht geschieht, wenn der Patient »nach innen geht« und eine Verbindung zu den Teilen mittels Bildlichkeit und Dialogen herstellt. Für viele Kinder ist Einsicht schwierig. Es ist meist leichter für sie, wenn Teile externalisiert werden. Teile können in Form von Zeichnungen, Knete, Lego, Spielzeugautos, Dinosauriern oder Puppen externalisiert werden.

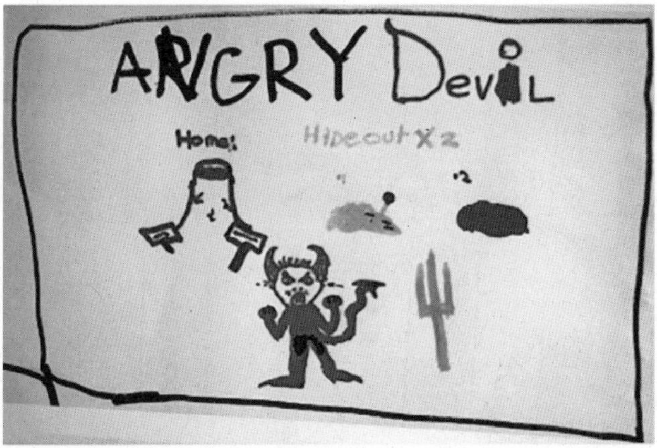

Bild 4.1: Percys »Wütender Teufel«

Kinder haben einen Bezug zu ihren künstlerischen Kreationen und kehren immer wieder zu ihnen zurück. Jedes Kind, das ich therapeutisch betreue, bekommt eine Mappe für alle Zeichnungen von Teilen und eine Box für alle Kunstobjekte, die es geschaffen hat. Box und Mappe werden in einem Schrank aufbewahrt, und jedes Kind weiß, dass sie dort bis zur nächsten Sitzung sicher aufgehoben sind. Wenn wir etwas nicht aufbewahren können, machen wir Fotos davon, die wir in die Mappe legen.

Percys Zeichnungen vertieften seine Verbindung zu seinen Teilen. (Bild 4.1) Sie stimmten mit seiner Beschreibung seiner *Einsicht* absolut überein. Während er zeichnete, bat ich ihn, jedes Element zu beschreiben, und zeigte ihm so meine eigene Neugier. Durch das Verbalisieren meiner Aufmerksamkeit und Neugier bringe ich meinem Patienten meine Selbst-Energie entgegen und helfe Teilen, sich sicher genug zu fühlen, um sich im Rahmen der Therapie zu zeigen.

Wir arbeiteten zwar mit Percys »Wütendem Teufel«; ich vergaß jedoch nicht, dass es seine Angst war, die ihn zu mir in die Therapie geführt hatte. Ich wollte die Beziehung zwischen Wut und Angst verstehen.

»Du hast erzählt, dass der Teufel den Dreizack benutzt, um Angst abzuwehren. Sieh mal innen nach, ob das Bekämpfen der Angst zu seiner Aufgabe gehört.«

Percy machte die Augen zu und »ging nach innen«.

»Na ja«, antwortete er vorsichtig, »er denkt, Wut ist besser als Weinen. Er beschützt auch einen ›Traurig‹-Teil.«

Es war sehr bewegend, zu sehen, wie sich Percy der Beschützernatur des »Wütenden Teufels« und dessen Verbindung zur Angst und einem verletzten, verbannten »Traurig«-Teil bewusst wurde. Wir beendeten die Sitzung mit einem Dankeschön an den Teil dafür, dass er sich offenbarte, uns so viel von sich mitteilte und uns zeigte, wie er aussah, wie er arbeitete und wo er wohnte. Ich merkte an, dass der »Teufel« mit einem »Besorgt«- und »Traurig«-Teil verbunden zu sein schien, und erinnerte ihn und stellvertretend sie daran, dass wir in unseren nächsten Sitzungen versuchen würden, sie ebenfalls kennenzulernen. Als wir den »Wütenden Teufel« fragten, was er von Percy die kommende Woche über benötigte, lautete seine Antwort, er sei nur froh, heute mit uns gesprochen zu haben. Wir fragten danach die beiden Teile, die auf dem Sofa gewartet hatten, ob sie dem irgendetwas hinzufügen wollten. Percy antwortete, sie seien ruhig und interessiert. Daher bat ich ihn, ihnen dafür zu danken, dass sie beiseitegetreten waren und uns so ermöglicht hatten, den »Wütenden Teufel« und seinen Vulkan kennenzulernen. Wir legten den Zeichenblock und die Filzstifte weg und verabschiedeten uns voneinander.

Diese Sitzung ist das perfekte Beispiel für die Verbindung eines Kindes mit einem Beschützer-Teil. Therapeuten und Therapeutinnen lernen während des IFS-Trainings die fünf Punkte, die sogenannten *5 F*, um eine Verbindung zu einem Beschützer aufzubauen und eine positive Beziehung zu ihm zu entwickeln.

Den Teil **f**inden
Sich auf den Teil **f**okussieren
Sich ihn vor Augen **f**ühren
Freundschaft mit dem Teil schließen
Seine **F**urcht entdecken

Percy erfuhr so viel über seinen »Wütenden Teufel«. Er fühlte sich ihm verbunden, statt Angst vor ihm zu haben oder ihm gegenüber voreingenommen zu sein. Eine derartig friedliche Koexistenz von Teilen führt sowohl bei Erwachsenen als auch bei Kindern zu einem Gefühl der inneren Ruhe.

Während seiner nächsten Sitzung holten wir Filzstifte, Papier und das Bild hervor, an dem Percy die vorangegangene Woche gearbeitet hatte. Er sah nach seinem »Wütenden Teufel« und berichtete, ihm gehe es gut. Ich bat ihn, nach seinem »Besorgt«-Teil und seinem »Traurig«-Teil zu schauen, die er in der vorangegangenen Sitzung so benannt hatte.

Er sagte: »Ich sehe den besorgten Teil, und er heißt ›Sorgen-Monster‹.«

Percy hatte den Teil gefunden, das war das erste F der *5 F*. Wir fuhren genauso fort wie bei dem »Wütenden Teufel«. Wir überprüften, was er ihm gegenüber empfand.

Percy antwortete: »Ich hasse ihn.«

»Ja, das verstehe ich. All die Sorgen machen dein Leben ziemlich schwer, aber lass uns doch den Teil, der es hasst, bitten, sich auf das Sofa zu setzen, damit du und ich das ›Sorgen-Monster‹ kennenlernen können.«

Wenn wir versucht hätten, eine Verbindung zum »Sorgen-Monster« von dem Teil aus herzustellen, der es hasst, hätte sich das »Sorgen-Monster« sicher nicht so einfach gezeigt. Sobald Percy jedoch Neugier angesichts dieses Teils empfand, war er in der Lage, sich auf den Teil zu fokussieren und sich die Eigenschaften des »Sorgen-Monsters« vor Augen zu führen. (Bild 4.2)

»Es hat verschiedene Farben, wie ein Chamäleon. Es verändert seine Farbe je nach Sorge. Manchmal ist es richtig groß und manchmal winzig klein.«

Ich fragte: »Wo in Percys Körper lebt es?«

Percy antwortete: »Das Monster hat ein kleines Ding in meinem Kopf, in meinem Geist. Das verleiht ihm seine Macht.«

»Cool. Lass es wissen, dass du verstehst, dass es in deinem Kopf, in deinem Geist, lebt.«

Teile müssen wissen, dass Sie versuchen, sie zu verstehen. Die Anweisung, »den Teil wissen zu lassen, dass man versteht«, verstärkt die Verbindung zwischen dem Teil und dem Selbst.

»Manchmal löst es ein Erdbeben an Sorgen aus. Wenn es das Erdbeben auslöst, ist es ganz blass. Ich werde es malen. Das Monster schreit vor Sorgen.« Als Percy den Teil malte, sahen wir ihn uns gemeinsam an, während er sprach.

»Hä?«, meinte Percy plötzlich. Er hatte etwas bemerkt, das er nicht erwartet hatte. »Er ist selber gar nicht besorgt. Sondern er ist derjenige, der dafür sorgt, dass die anderen Teile sich sorgen.«

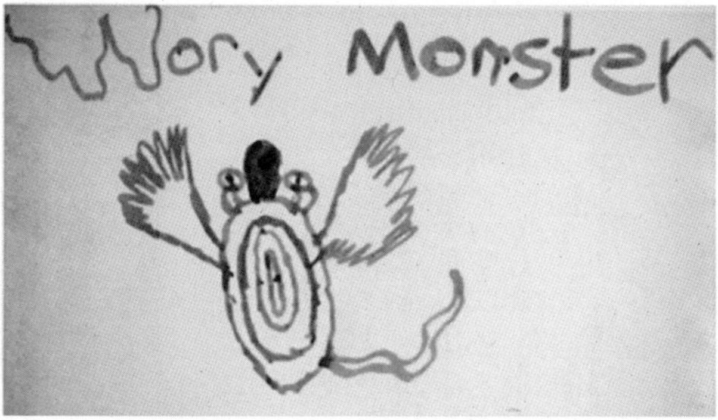

Bild 4.2: Percys »Sorgen-Monster«

»Das ist ja interessant. Zuerst dachtest du, er wäre der ›Besorgt‹-Teil, aber nachdem du ihn jetzt besser kennengelernt hast, hast du erfahren, dass er es ist, der den anderen Sorgen bereitet«, gab ich seine Schilderung wieder.

Wir stellen häufig Mutmaßungen darüber an, welche Rolle Teile spielen, wenn wir über sie *nachdenken*, statt direkt von ihnen zu hören. Percys Erkenntnis ist ein wunderbares Beispiel dafür, was passieren kann, wenn wir aktiv zuhören und eine echte Verbindung zu unseren Teilen aufbauen.

»Wie alt ist er?«, fragte ich.

»Er wurde am 6. Oktober 2002 geboren, an demselben Tag wie ich. Er war schwach, aber er lebte. Er sagt, alles war ihm fremd. Er sagt, er war richtig stark, als Sally sehr krank war und ins Krankenhaus musste. Er sagt, da fing er an, sich über Bakterien Sorgen zu machen und sich zu übergeben.«

Percy und ich arbeiteten mit dem Schwerpunkt auf dem »Wütenden Teufel«, dem »Sorgen-Monster« und dem »Traurig«-Teil und folgten dem IFS-Protokoll. Für Percy war es sehr hilfreich, diejenigen Teile, die wütend auf seine Schwester waren oder sich Sorgen um ihre Krankheit machten, von denjenigen Teilen zu trennen, die versuchten, ihn vor Krankheit zu schützen. Seine Symptomatik von Angst und Grübelei wurde in den nachfolgenden Monaten deutlich schwächer.

Wir trafen darüber hinaus auf sehr interessante weitere Teile: »Väterchen Frost«, der Percy vor Kälte warnte; die »Arbeiter«, bestimmte Teile, die sich um Atem, Durchblutung und um die Blasen- und Darmentleerung kümmerten; und den »Hüter«-Teil, der gefährdete Tiere retten wollte. Während seiner gesamten Therapie steckte Percy sich eigene Ziele wie zelten, seinen Kopf unter Wasser stecken und auf eine Schulfeier zu gehen. Er erreichte alle seine Ziele in seinem Therapie-Jahr. Sechs Monate nach Ende seiner Therapie, als er in die Mittelstufe wechselte, kehrte er noch einmal für einige Sitzungen zurück, um über Mädchen und SMS zu reden. Er war auf dem richtigen Weg.

Charlotte ist eine tiefgründige und gefühlvolle Dreizehnjährige. Sie ist das jüngste Kind eines Architektenpaares und hat das Talent beider Eltern sowie die Neigung der Mutter, sich zu sorgen, geerbt. Charlottes Eltern wurden bei mir vorstellig, weil sie sich Sorgen über Charlottes stärker werdende Angst machten, seit der älteste Sohn vor einigen Monaten einen medizinischen Notfall hatte. Charlottes ohnehin bereits vorhandene stetige Wachsamkeit und Angst vor Katastrophen befand sich nun in höchster Alarmstufe. Charlottes Großvater und eine gute Freundin ihrer Mutter waren an Krebs gestorben, als sie in der zweiten Klasse war. Als ich ihren Eltern die IFS-Therapie mit Kindern erklärte, waren sie überzeugt, dass dies das Richtige für Charlotte war, denn sie interessierte sich bereits für Meditation und hatte eine lebhafte Fantasie.

Charlotte und ich saßen im Schneidersitz auf dem Boden, als wir uns in ihrer ersten Sitzung näher kennenlernten. Sie sprach über die bevorstehende Reise ihrer Mutter und welche Angst sie hatte, dass ihrer Mutter etwas Schreckliches zustoßen würde. Ich fragte sie, ob sie gerne mehr über ihre Angst erfahren wollte, in der Hoffnung, der Angst so helfen zu können. Sie war sofort einverstanden.

»Ist es okay für dich, die Augen zu schließen und dich auf die Angst zu konzentrieren, Charlotte?«

»Ja, das wird gehen«, antwortete sie.

Charlotte lehnte sich an das Sofa und schloss langsam die Augen. Ich bat sie, den Ort im Körper zu finden, an dem sie die Angst spürte.

»Sie ist in meinem Herzen«, antwortete sie traurig.

»Versuch doch, deine Hand auf dein Herz zu legen, genau dort, wo du sie fühlst«, schlug ich vor.

Als Hand und Herz sich berührten, sah ich, wie ihr ganzer Körper sich vom Brustkorb her entspannte.

»Sehr gut, Charlotte. Du lässt die Angst mit deiner Berührung wissen, dass du siehst, dass sie da ist. Schau jetzt bitte, ob es irgendwelche Bilder in deinem Geist gibt, wenn du dich auf diesen ›Ängstlich‹-Teil von dir konzentrierst«, leitete ich sie an.

»Das ist so komisch – mein Herz schlägt schneller und ich sehe Berge und dann einen weißen Ball, der auf dem Boden rollt. Im weißen Ball ist es ganz dunkel und schwarz«, erzählte sie mir ganz überrascht.

»Das ist ja toll. Du erhältst so viele Informationen. Was empfindest du dem weißen Ball gegenüber?«

»Er tut mir leid«, meinte sie.

»Hast du Mitleid mit dem weißen Ball?«, fragte ich.

Wenn Patienten sagen, ein Teil tue ihnen leid, was oft der Fall ist, muss man zwischen Mitleid und Mitgefühl differenzieren. Ersteres hat einen herablassenden Unterton, Letzteres bedeutet, Empathie und Verständnis für die Position dieses Teils zu haben. Das sind die Eigenschaften des Selbst. Mitleid wäre ein anderer Beschützer-Teil.

Auf meine Nachfrage antwortete Charlotte: »Oh nein, ich sorge mich um ihn.«

»Okay. Schau, was passiert, wenn du ihn irgendwie wissen lässt, dass du ihn siehst und er dir wichtig ist.«

»Das gibt's ja gar nicht. Er fängt an, sich auszudehnen und sich hinzulegen. Er sagt mir, dass er aus ganz vielen Gefühlen besteht. Ein Teil ist Eifersucht, ein Teil ist in Wirklichkeit angestaute Freude.«

»Das ist wirklich sensationell. Frag ihn doch einmal, wie er versucht, dir zu helfen.«

Charlotte saß weiterhin sehr still und konzentrierte sich auf das, was in ihrer inneren Welt passierte.

»Er sagt, er versucht, aus mir einen besseren Menschen zu machen. Er will, dass ich glücklicher bin. Das ist lustig, ich hätte nie gedacht, dass er irgendetwas Gutes für mich will«, kommentierte Charlotte überrascht.

Da die Sitzung fast zu Ende war, bat ich Charlotte, ihren Teil wissen zu lassen, dass wir in der darauffolgenden Woche wieder mit ihm arbeiten würden, und ihn zu fragen, ob er bis dahin irgendetwas benötigte.

Nach einiger Überlegung antwortete sie: »Nein, er ist nur froh, dass ich ihn endlich bemerkt habe.«

Charlottes Arbeit mit diesem Teil fand in ihrem eigenen Geist und Körper statt. Diese Art der Interaktion mit Teilen heißt *Einsicht*. Charlotte lokalisierte diesen Teil, sie lernte ihn kennen und schloss Freundschaft mit ihm, und das in einem inneren Prozess, in dem vom Selbst aus auf den Teil zugegriffen wird. Sobald es eine aufrichtige Verbindung zum Selbst gibt, teilen die meisten Beschützer-Teile ihre positive Absicht mit. Und ab dann wird die Beziehung von Zusammenarbeit und Nähe geprägt. Charlotte und ich arbeiteten weiter mit diesem Teil, bis er bereit war, uns den dunklen Teil im Inneren abrufen zu lassen, ihn zu entlasten und zu heilen. Sie fühlte sich deutlich besser und ihre Eltern waren erleichtert, dass eine relativ kurze Therapie so viel bewirken konnte.

***

Kathleen ist ein unerschrockenes, extravertiertes Mädchen. Weil sie weitaus reifer als andere Kinder ihres Alters und gnadenlos intelligent ist, muss ich mich ständig selbst daran erinnern, dass sie erst sechs Jahre alt ist. Ihren Eltern geht es ebenso. Ich traf die beiden, Christopher und Beth, zum ersten Mal, als Kathleen noch im Kindergarten war. Die Familie hatte einen tragischen Verlust erlitten: Eine geliebte Tante war plötzlich gestorben. Kathleen litt unter großer Trennungsangst, und der Tod der Tante beschäftigte sie sehr. Wir hatten zu jener Zeit einige Elterntherapiestunden, in denen ich Christopher und Beth dabei half, Kathleen zu trösten. Zwei Jahre später kämpfte Kathleen immer noch mit den gleichen Problemen, und wir beschlossen, dass es hilfreich wäre, wenn sie einmal pro Woche zur Spieltherapie käme.

Während ihrer ersten Sitzung saßen Kathleen und ich auf dem Boden und machten aus Pfeifenreinigern und Glasperlen Ketten. Sie begann, sich zu öffnen.

»Ich muss die ganze Zeit an Tante Dana denken, auch wenn ich in der Schule bin. Ich verstehe nicht, warum die Engel zu uns heruntergekommen sind und sie ausgewählt haben, bei Gott zu sein«, sagte sie mit schmerzlicher Verwirrung.

»Der Tod ist nur schwer zu verstehen, selbst für uns Erwachsene. Es hört sich so an, als ob all diese Fragen es dir schwer machen, dich in der Schule zu konzentrieren«, gab ich ihre Worte wieder.

»Nicht nur in der Schule. Ich mag nicht mehr in meinem Zimmer schlafen. Ich habe nachts solche Angst. Papa muss auf dem Boden neben mir schlafen«, vertraute sie mir an.

»Scheint ganz so, als könnten diese Gefühle ziemlich überwältigend sein. Ich weiß, wie wir diese Gefühle kennenlernen und beruhigen können. Hast du Lust, es zu lernen?«, fragte ich.

Sie hatte. »Darum komme ich doch zu dir, Lisa, du sollst mir helfen.«

»Lass uns einen Umriss deines Körpers malen und eine Karte erstellen, wo diese Gefühle im Körper sind.«

Eine Körperkarte eignet sich ausgezeichnet dazu, Kindern Teile zu erklären. (Bild 4.3) Sie können den Umriss für das Kind malen oder ein Bild einer Körperform aus dem Internet herunterladen und ausdrucken und haben so immer Kopien in Ihrer Praxis.

»Da wir jetzt einen Umriss deines Körpers haben, lass uns schauen, wo diese Gefühle sind und zusammen eine Karte erstellen. Schließe deine Augen und richte deine Aufmerksamkeit nach innen und finde eines dieser großen Gefühle.«

Kathleen setzte sich aufrecht hin und machte die Augen zu. Ich bat sie, ein- und auszuatmen und auf Körper und Geist zu achten.

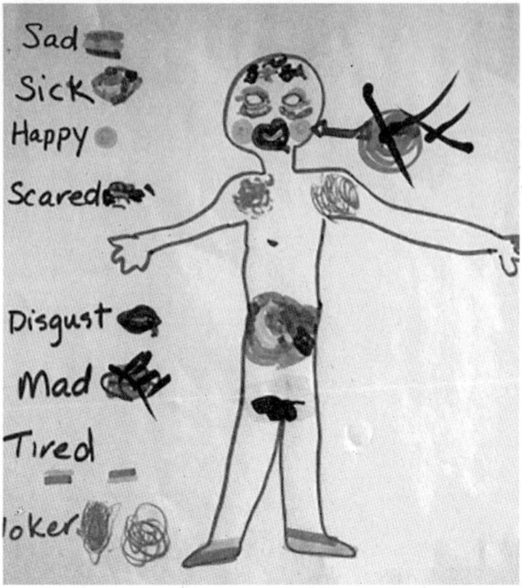

Bild 4.3: Kathleens Körperkarte

»Ich habe die traurigen Gefühle gefunden!«, rief sie aus.

»Sehr gut – wo im Körper fühlst du sie?«

»Ich fühle sie um meine Augen herum, wie Tränen«, antwortete sie traurig.

»Such dir eine Farbe aus, die am besten zum ›Traurig‹-Teil passt, und male sie auf deine Karte.«

Sie malte ihre Augen in Braun. Dann suchte sie in der Filzstift-Box so lange, bis sie drei Blautöne fand. Ruhig und hoch konzentriert malte sie den Teil, den ich nun ihren »Traurig«-Teil nannte.

Ich fragte sie, ob sie bereit war, einen weiteren Teil zu finden. Sie schloss die Augen, und ihre Hände nahmen eine Mudra ein, eine Handgeste, wie sie unter anderem in der Meditation eingesetzt wird.

»Ich sehe, du meditierst schon länger. Das finde ich toll, Kathleen. Das hier ist eine besondere Art der Meditation. Schau nach innen, ob du einen anderen Teil findest.«

»Ja, da ist ein ganz großer. Ihm ist immer übel. Meine Mutter nennt ihn einen nervösen Magen.«

»Wie möchtest du ihn nennen?«, fragte ich.

»Einfach nur ›Krank‹. Er hat viele Farben und wohnt in meinem Bauch. Er springt fast die ganze Zeit in meinem Bauch hin und her«, berichtete Kathleen.

Wir verbrachten den Rest der Sitzung damit, Kathleens Teile zu identifizieren und die Karte und einen Schlüssel zu benutzen, um ihre innere Welt zu beschreiben. Kinder begeistern sich für Körperkarten. Es ist eine spielerische, bunte und interaktive Tätigkeit, die das Fundament für ein weiteres und tieferes Erkunden von Teilen legt.

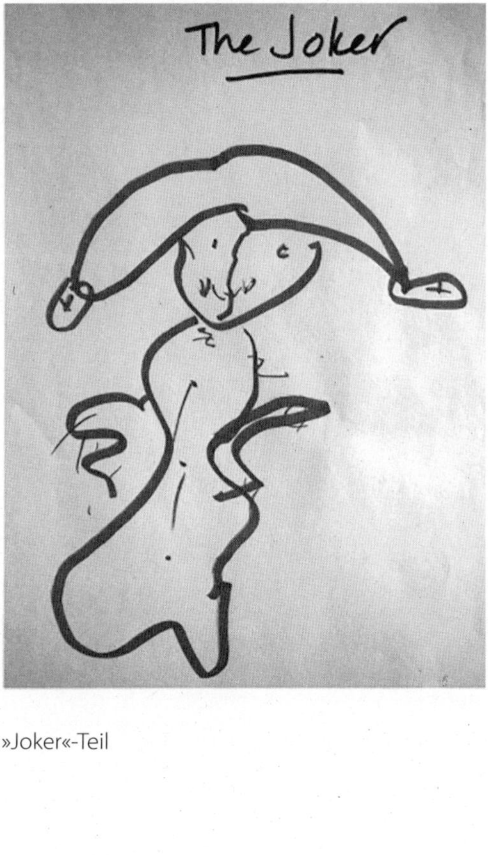

Bild 4.4: Kathleens »Joker«-Teil

In der nachfolgenden Sitzung holten wir die Mappe hervor und begutachteten sie gemeinsam.

»Auf welchen der Teile möchtest du dich heute konzentrieren? Wir könnten einen von ihnen wirklich kennenlernen. Schließe die Augen und schau, welcher von ihnen als Erster möchte«, leitete ich Kathleen an.

»Der ›Joker‹ will zuerst«, rief sie aus. »Ich möchte ihn malen.«

Nachdem Kathleen den »Joker« (Bild 4.4) gemalt hatte, sagte ich ihr, ich würde mir auf meinem Klemmbrett Notizen machen, während sie die Bekanntschaft des »Jokers« machte. Ich stellte sicher, ob es andere Teile gab, die den »Joker« nicht mochten oder Angst vor ihm hatten, damit sie gebeten werden konnten, beiseitezutreten. Als klar war, dass Kathleen aufrichtiges Interesse für den »Joker« zeigte, machten wir uns an die Arbeit und lernten ihn kennen. Kathleen berichtete, er lebe in beiden Achselhöhlen und singe ein kurzes Lied: »Ich bin der Joker, ich bin der Joker. Ich scherze dich weg!« Er taucht urplötzlich in Kathleens Gehirn auf und übernimmt das Kommando. Er nimmt sich einen Scherz und fügt ihm etwas hinzu, das nicht zutrifft, um ihn lustiger zu machen. Und wenn Kathleen bemerkt, dass er geschwindelt hat, hat sie Angst und fühlt sich schuldig.

Nachdem der »Joker« uns dies mitgeteilt hatte, fragten wir ihn, wie lange er seine Aufgabe schon machte. Wir wollten mehr über seine Geschichte erfahren. Er antwortete, er sei seit dem Tod von Tante Dana da. Kathleens Vater und Großvater seien die traurigsten Menschen auf der Welt und es sei seine Aufgabe, sie aufzuheitern. Er würde alles tun, um sie zum Lachen zu bringen, sogar lügen.

Als Kathleen dem »Joker« zuhörte, begann sie, Wertschätzung für ihn und seine Aufgabe zu empfinden. Sie verstand nun auch, dass er sie ebenfalls beschützte. Es war sehr beängstigend für sie, ihren Vater und Großvater so verzweifelt zu sehen. Der »Joker« wollte verhindern, dass sie diese Gefühle erlebte. Er war sehr froh, dass man ihn und seine Bemühungen nun endlich anerkannte. Kathleen schloss einen Pakt mit ihm: Wenn sie ihn in ihren Achselhöhlen spürte, würde sie versuchen, ihm

Aufmerksamkeit zu schenken, damit er nicht ganz die Kontrolle übernehmen und Sachen erfinden musste, um den Schmerz anderer wegzuscherzen. Die Verbindung zwischen Kathleen und ihrem Teil reduzierte die Momente beträchtlich, in denen der »Joker« glaubte, er müsse sich mit Kathleen verschmelzen und das Kommando übernehmen. Dieses bedeutsame Kennenlernen und Wertschätzen des »Jokers« überzeugten Kathleen, dass die Arbeit mit Teilen sie heilen konnte.

5 Mit Beschützern verhandeln
Esther und Talia

SCHLÜSSELWÖRTER

Verhandeln:	der Prozess, bei dem man den Beschützer-Teilen dabei hilft, zu verstehen, warum es in ihrem eigenen Interesse ist, den Zugang zu einem anderen Teil zu erlauben, damit Heilung möglich ist
Manager:	proaktive Teile, deren Ziel die Reduzierung psychischer Schmerzen ist
Feuerbekämpfer:	reaktive Teile, die nach Auslösung psychischer Schmerzen diese bekämpfen
Erlaubnis:	ein Aspekt der Systemischen Therapie mit der Inneren Familie, der besagt, dass nur dann mit Teilen gearbeitet werden kann, wenn der Beschützer-Teil dazu seine ausdrückliche Erlaubnis gegeben hat
positive Absicht:	die Überzeugung, dass alle Teile versuchen, Hilfreiches und Gutes für uns zu tun, ungeachtet des Ergebnisses solcher Versuche
Nach innen gehen:	seine Aufmerksamkeit von der äußeren auf die innere Welt richten, indem die Augen geschlossen oder sanft auf einen Punkt neu ausgerichtet werden
Beiseitetreten/ Nachgeben:	wenn ein Beschützer-Teil sich dazu bereit erklärt, beiseitezutreten, damit der Patient auf seinen Ziel-Teil zugreifen kann
Verschmelzen:	wenn die Überzeugungen und Gefühle eines Teils mit dem Selbst oder anderen Teilen verschmolzen sind
Lösen:	wenn sich ein Teil von anderen differenziert und löst, um die Beziehung zum Selbst zu ermöglichen
Selbst:	die jedem Menschen innewohnende gesunde, kluge und mitfühlende Präsenz

Eines der Hauptziele der Systemischen Therapie mit der Inneren Familie besteht darin, verletzte Teile zu heilen. Damit dies geschehen kann, muss das Selbst des Patienten in der Lage sein, eine Beziehung zu diesen verbannten Teilen aufzubauen. Aber der Zugriff auf diese Teile ist häufig nicht einfach, weil Beschützer-Teile sie weit außerhalb des Bewusstseins halten. Beschützer sind wie Wächter am Palasttor; sie sind aus wichtigen Gründen dort postiert. Ihre Aufgabe besteht darin, die psychische Familie vor Schmerzüberflutung zu bewahren. Denken Sie an Percys »Wütenden Teufel«. Nach Percys Aussage entstand dieser Teil an dem Tag, an dem seine kleine Schwester geboren wurde. Dieser Teil wurde größer und größer, je wütender Percy darüber wurde, dass seine Eltern dem Baby ihre ganze Aufmerksamkeit schenkten. Percy und ich entdeckten, dass der »Wütende Teufel« einen anderen Teil beschützte, einen traurigen Teil, der sich nach der Geburt von Sally von seinen Eltern verlassen glaubte. In Percys innerer Familie war es besser, wütend und stark anstatt verlassen und schwach zu sein. Als der »Wütende Teufel« Vertrauen gefasst hatte, dass Percy und ich mit den Gefühlen umgehen konnten, die beim Kennenlernen des »Traurig«-Teils entstehen würden, war er damit einverstanden, beiseitezutreten. Erst dann waren wir in der Lage, mit Percys verbanntem und verletztem Teil zu arbeiten und ihm zu helfen.

Ein Gros der IFS-Arbeit ist dem Verhandeln mit Beschützer-Teilen gewidmet. Beschützer nehmen ihre Aufgabe ernst. Viele erledigen sie seit Jahren. Es ist daher verständlich, dass Beschützer nur ungern beiseitetreten und Therapeut und Patient erlauben, auf die Teile, die leiden, zuzugreifen und zu ihnen eine Verbindung herzustellen. Beschützer müssen beruhigt und manchmal auch ermuntert werden, bevor sie einen Kontakt mit den Teilen zulassen, die sie beschützen.

Beschützer arbeiten auf zweifache Weise. (Schwartz 2018) Zum einen bewältigen sie proaktiv die innere oder äußere Welt, wie beispielsweise das Meiden von Situationen oder Menschen, die schmerzliche Reaktionen auslösen. Schwartz nennt diese Beschützer *Manager*. Zum anderen beseitigen sie aufkommende Schmerzen rasch, indem sie für Ablenkung sorgen: Das kann gemäßigt sein, wie ein Videospiel spielen, oder zerstörerisch, wie Drogenmissbrauch. Diese Beschützer heißen *Feuerbekämpfer*. Sie stürmen hinein, um das Feuer zu löschen, auch dann, wenn dies bedeutet, Fenster und Türen einzutreten.

Schwartz (2018) beschreibt sieben typische Ängste beim Verhandeln mit Beschützern. Darüber hinaus gibt es Methoden, um Vertrauen zu Beschützern aufzubauen und ihre Mitarbeit zu erbitten. Obwohl das Modell anfänglich im Hinblick auf erwachsene Patienten entwickelt wurde, hat sich herausgestellt, dass Persönlichkeitsteile von Kindern ganz ähnliche Ängste haben. Nachfolgend sind einige charakteristische Ängste von Beschützer-Teilen bei Kindern aufgeführt und wie diese beruhigt werden können.

Angst:	Es wird sich nichts ändern.
Beruhigung:	Das ist eine neue Möglichkeit, mit Schmerz zu arbeiten und ihn zu heilen. Wie wäre es mit einem Versuch?
Angst:	Es tut so weh, darüber zu sprechen.
Beruhigung:	Wir fragen den Teil, ob er bereit ist, dich nicht mit seinem Schmerz zu überwältigen. Teile sagen fast immer Ja. Und wenn er Nein sagt, dann tun wir es nicht.
Angst:	Wenn wir mit diesem Teil arbeiten, wird ein anderer beängstigender Teil auftauchen.
Beruhigung:	Wir werden auf diese Angst achten und darauf, ob es weitere starke Teile gibt, mit denen wir Verbindung aufnehmen müssen, bevor wir mit dem schmerzenden Teil arbeiten können.
Angst:	Ich glaube nicht, dass meine Eltern möchten, dass ich darüber spreche.
Beruhigung:	Deine Eltern haben dich hierher gebracht, damit ich dir helfen kann. Ich helfe auch deinen Eltern, deine Teile zu verstehen.
Angst:	Der Teil wird weggehen, wenn er nicht mehr gebraucht wird.

Beruhigung: Wir verlieren Teile nie. Teile können beschließen, eine andere Aufgabe zu übernehmen oder sich einfach zu entspannen, aber sie werden dich nie verlassen.

Angst: Es ist für einige Teile nicht sicher, sich zu Hause zu zeigen.

Beruhigung: Teile können sich hier zeigen, damit du sie besser kennenlernen kannst, und falls nötig, können deine Beschützer zu ihrer Aufgabe zurückkehren, wenn du die Praxis wieder verlässt.

Angst: Ich kann nicht darüber reden, es ist ein Geheimnis.

Beruhigung: Du brauchst mir keine Geheimnisse zu verraten, es sei denn, der Teil ist bereit dazu. Ich bin hier, um dir zu helfen, keine Geheimnisse vor dir selber zu haben.

Die letztgenannte Angst ist sowohl kompliziert als auch realistisch, wenn man mit Teilen von Kindern arbeitet. Fakt ist: Kinder sind von ihren Bezugspersonen abhängig, und eben diese Bezugspersonen könnten die übergriffigen Menschen in ihrem Leben sein. In Fällen, in denen kein offensichtlicher körperlicher oder sexueller Missbrauch vorliegt, kann der Therapeut dem Kind helfen, mit Eltern über verletzte Teile zu sprechen und an Veränderungen in der Familiendynamik zu arbeiten. Über Teile der Eltern zu sprechen ist häufig ungemein nützlich für Kinder, weil sie nicht den ganzen Menschen zurückweisen oder auf ihn böse sein müssen. Sie können nur einen *Teil* ihrer Eltern oder eines anderen Erwachsenen in ihrem Leben ablehnen oder vor ihm Angst haben. Der Einsatz des IFS-Modells in der Familientherapie ist sehr hilfreich, um den Konflikt und die Verletzungen zu deeskalieren, die entstehen, wenn man als ganze Person abgelehnt wird.

Wo deutlich wird, dass ein Kind körperlicher, emotionaler oder sexueller Gewalt ausgesetzt ist, haben wir Therapeuten von Berufs wegen die Aufgabe, den Missbrauch zu benennen und gegenüber unseren jungen Patienten eine schützende Haltung einzunehmen. Auch wenn wir umfassenden Schutz nicht garantieren können, können wir doch Persönlichkeitsteile und Sicherheit unserer Patienten unterstützen, indem wir uns um sie kümmern, und hoffen, dass dies in der inneren und äußeren Welt des Kindes etwas bewirkt.

Die nachfolgenden Fallbeispiele illustrieren den Prozess des Verhandelns und der Zusammenarbeit mit Beschützern. Es ist beeindruckend, zu beobachten, wie Kinder mit ihren eigenen Teilen auf kreative und liebevolle Weise arbeiten.

Esther ist ein zwölfjähriges chassidisches Mädchen, das mit Angst zu kämpfen hat. Da chassidische Juden normalerweise nicht zur Patientengruppe von Soho Parenting gehören, war mein Interesse groß, mit einer Patientin zu arbeiten, deren kulturell-religiöser Hintergrund sich so sehr von meinem eigenen unterschied. Meine Herangehensweise an die Familie bestand darin, mir meiner eigenen Teile bewusst zu sein: einige vorsichtig, andere voreingenommen, wieder andere *extrem* neugierig.

In der ersten Sitzung traf ich Esthers Eltern Shayna und Menachem. Shayna trug eine Perücke und einen langen Rock. Menachem trug den für chassidische Juden typischen schwarzen Hut und Mantel. Obwohl sie so fremd aussahen, wurde der Teil in mir, der Vorurteile hatte, sofort entwaffnet. Beide machten selbst eine IFS-Therapie und kannten sich auf dem Gebiet der Psychologie aus. Teile von mir, die sich sorgten, sie würden mich nicht als »jüdisch genug« akzeptieren, waren ebenfalls überrascht, dass wir schnell eine sehr angenehme gemeinsame Gesprächsebene fanden.

Einige Monate vor unserem ersten Treffen hatten Shayna und Menachem für Esther eine kognitive Verhaltenstherapie zur Behandlung ihrer Angst arrangiert. Esther hatte an jeder Sitzung teilgenommen und alle Hausaufgaben zwischen den Sitzungen pflichtgemäß erledigt. Leider hatte sich die Intensität ihrer Sorgen und Angst nicht verringert. Shayna, die deswegen ihrerseits besorgt und auch frustriert war, fragte daraufhin ihren eigenen Therapeuten, ob eine IFS-Therapie mit Kindern möglich sei. Der Therapeut verwies den Fall an mich.

In unserem ersten Elterntreffen beschrieben Shayna und Menachem ihre Sorge über ihre Tochter. Esther beschäftigte sich zu sehr mit Krankheit und Tod. Sie machte sich über jeden Husten, jedes Schniefen und jedes Magengrummeln Sorgen. Sie litt an Schlafstörungen, musste permanent beruhigt werden und konnte sich nur schwer auf ihre Hausaufgaben konzentrieren. Shayna und Menachem berichteten, sie seien mit Esther am Ende ihrer Geduld. Sie fühlten sich unfähig, sie zu beruhigen.

Esther trug zu ihrer ersten Sitzung bei mir einen langen blauen Rock, eine Bluse mit Bubikragen und eine Kette mit dem hebräischen Anfangsbuchstaben ihres Vornamens. Das Gestell ihrer Brille war lila und passte eher zu einem Hipster aus Brooklyn als zu einer chassidischen Jüdin. Ich stellte mich vor und wir setzten uns mit Papier und Filzstiften auf den Boden. Während wir uns näher miteinander bekannt machten, malte Esther ein Bild ihrer großen Familie. (Bild 5.1) Ich war entzückt.

Esther beschrieb ihre Sorgen und ihre Nervosität. Ihre eigenen Aussagen deckten sich mit dem Bericht ihrer Eltern: Schlaflosigkeit, ständiges Sich-Sorgen, das Bedürfnis des ständigen Kontakts zu den Eltern, die Unfähigkeit, sich in der Schule zu konzentrieren.

»Also es gibt da einen besorgten Teil von dir?«, fragte ich sie.

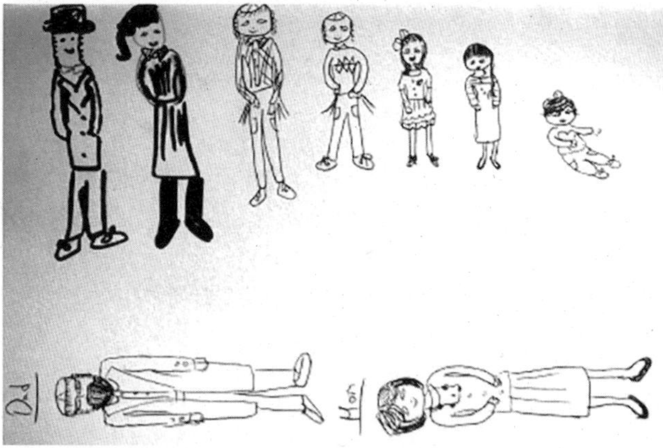

Bild 5.1: Esthers Familienporträt

»Ja, und er ist so groß«, antwortete sie. »Ich kann einfach nicht aufhören, mir über alles Sorgen zu machen. Manchmal glaube ich, ich bekomme einen Herzinfarkt, dann wieder sehe ich verschwommen, und ich habe ständig Angst, Krebs zu bekommen. Ich mache meine Eltern wahnsinnig!«

»Deine Eltern wissen einfach nicht, wie sie dir helfen können, und *das* macht sie wahnsinnig! Darum haben sie dich hierhergebracht. Sie möchten eine neue Art von Therapie versuchen, die du noch nicht kennst und die wir gemeinsam machen können«, versicherte ich. »Gut, wir wissen also, dass es einen großen besorgten Teil gibt. Versuche, die Augen zu schließen und zu sehen, wo du den ›Sorge‹-Teil in deinem Körper spürst«, leitete ich sie an.

Esther machte die Augen zu und war einen Moment still. Dann sagte sie: »Ich fühle ihn in meinem Magen.«

»Das ist sehr gut – hast du ein Bild von diesem Teil vor Augen?«, fragte ich.

»Nein, aber er spricht mit mir!«, meinte Esther überrascht.

»Das ist toll. Was empfindest du ihm gegenüber?«

Obwohl der Teil angefangen hatte, mit Esther zu reden (siehe Bild 5.2), wollte ich zunächst sicherstellen, dass sie dabei über ausreichend Selbst-Energie verfügte.

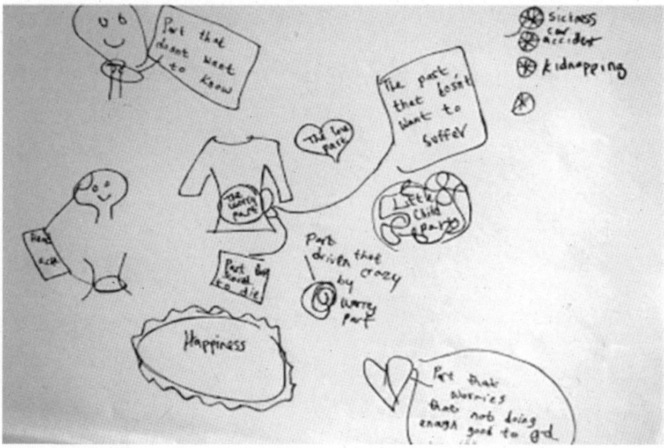

Bild 5.2: Esthers Teile-Karte

»Der ›Sorge‹-Teil – er macht mich ganz wahnsinnig!«, erwiderte sie und klang ein wenig genervt.

»In Ordnung. Es ist toll, dass du das bemerkt hast. Es gibt also einen Teil, der vom ›Sorge‹-Teil wahnsinnig gemacht wird. Schau, ob dieser Teil bereit wäre, beiseitezutreten und uns eine Verbindung zum ›Sorge‹-Teil zu ermöglichen – damit wir dem ›Sorge‹-Teil helfen können. Und dann könnte sich auch der ›Wahnsinnig‹-Teil vielleicht ein bisschen entspannen. Frag ihn, ob er beiseitetreten würde«, sagte ich.

Das ist ein Beispiel für das Verhandeln mit einem Beschützer-Teil über die Erlaubnis, mit dem Ziel-Teil zu arbeiten. Esthers »Wahnsinnig«-Teil muss wissen, dass er sich *weniger* wahnsinnig fühlen wird, wenn wir dem »Sorge«-Teil helfen.

»Okay, ich frag ihn.« Esther war ruhig und konzentriert. »Er sagt, er wird's versuchen.«

»Das ist sehr gut – danke ihm bitte. Wir können es nur versuchen, das ist alles, was wir tun können.«

»Mach ich«, antwortete Esther und lachte. »Er hat sich irgendwie verbeugt, als ich mich bedankt habe.«

»Sehr schön. Was empfindest du jetzt dem ›Sorge‹-Teil gegenüber?«, fragte ich sie, um zu überprüfen, ob ihr Selbst gegenwärtig war.

»Ich will nicht leiden, das ist, was ich fühle. Und der ›Sorge‹-Teil lässt mich leiden«, meinte Esther traurig.

»Okay, das bedeutet, wir treffen einen weiteren Teil von dir, Esther – den ›Will nicht leiden‹-Teil. Hört sich das richtig an?«

»Hm, ja, das tut es«, antwortete sie.

»Fühlst du diesen Teil in deinem Körper?«, erkundigte ich mich.

»Ja. Er ist direkt neben dem ›Sorge‹-Teil – irgendwie hinter ihm.«

»In Ordnung. Frag diesen Teil bitte, ob er sich gerne zum ›Wahnsinnig‹-Teil gesellen möchte«, leitete ich sie an.

»Er sagt Nein!«, sagte Esther und lachte.

»Kannst du ihn fragen, warum er nicht zurücktreten will?«

»Er sagt nur, er will nicht.«

»Sag ihm, wenn wir alles über den ›Sorge‹-Teil erfahren und ihm helfen können, dann muss er viel weniger leiden.«

»Er fragt, ob das stimmt«, erwiderte Esther.

»Sicher. Lass ihn wissen, dass er zuschauen kann, wenn du mit dem ›Sorge‹-Teil sprichst, und sollte er dabei intensive Reaktionen spüren, kann er dir einfach Bescheid geben und wir hören auf und sprechen mit ihm.«

»Er ist damit einverstanden«, antwortete Esther und klang ein wenig überrascht. »Er kann Leiden nicht ausstehen.«

»Bedanke dich bitte dafür bei ihm, dass er beiseitetritt und uns mit dem großen ›Sorge‹-Teil reden lässt.«

Esther saß ruhig, mit geschlossenen Augen. Nach einigen Minuten fragte ich sie, ob der Teil beiseitegetreten war.

»Sie sitzen alle zusammen auf dem Sofa«, lautete ihre Antwort.

»Sieh jetzt nach dem ›Sorge‹-Teil und was du ihm gegenüber empfindest«, bat ich.

»Ich fühle eine Art Schmerz im Herzen«, sagte sie und sah verzweifelt aus.

»Esther, konzentriere dich auf den Schmerz in deinem Herzen. Du kannst deine Hand auf die Stelle legen – so weiß er, dass du ihn fühlst.«

Esther legte die Hand auf ihr Herz und hielt die Augen geschlossen. Sie flüsterte leise: »Das ist ein anderer Teil in meinem Herzen, der sich sorgt, dass ich nicht genug Gutes für Gott tue.«

»Es ist sehr gut, dass du auf den Schmerz in deinem Herzen geachtet hast«, gab ich ihr empathisch Rückversicherung. »Lass diesen Teil wissen, dass du weißt, er ist auch da und er ist wichtig.«

Esther saß still mit der Hand auf ihrem Herzen. Sie öffnete die Augen und meinte: »Er fühlt sich ein bisschen besser.«

»Er weiß, dass du hier bist und dich um ihn kümmerst. Sag ihm, wir werden ein anderes Mal mit ihm arbeiten und ihm ganz viel Aufmerksamkeit schenken. Heute aber konzentrieren wir uns auf den ›Sorge‹-Teil. Frag ihn bitte, ob er damit einverstanden ist, zu warten.«

»Ja. Er wollte nur sicherstellen, dass ich über ihn Bescheid weiß. Er wird mit den anderen auf dem Sofa warten.«

»Das ist ganz toll. Ein großes Dankeschön auch von mir an ihn. Konzentriere dich jetzt auf den ›Sorge‹-Teil und was du ihm gegenüber empfindest.«

»Ich fühle mich ihm nah. Ich möchte hören, was er zu sagen hat«, meinte Esther.

»Sehr gut. Lass ihn dir erzählen, was er dich wissen lassen will.«

Nach einigen Minuten machte Esther die Augen auf und sagte ungläubig: »Er hat mir gesagt, dass er mich liebt! Der Therapeut, zu dem ich vorher gegangen bin, hat mir gesagt, dass mich dieser ›Sorge‹-Teil hasst und dass wir ihn loswerden müssen. Er sagt mir aber, dass er mich liebt und versucht, mich zu beschützen.«

Nachdem Esther mit den Teilen von ihr verhandelt hatte, die die Verbindung zum »Sorge«-Teil blockierten, entdeckte sie, dass dieser Teil in Wirklichkeit versuchte, ihr zu helfen. Sie hätte dies nicht geglaubt, hätte sie es nicht vom Teil selbst gesagt bekommen.

Die Teile, die wir baten, sich zu lösen und beiseitezutreten – der »Wahnsinnig«-Teil, der »Will nicht leiden«-Teil und der Teil, der »sich Sorgen macht, nicht genug für Gott zu tun«–, mussten zuallererst eine Verbindung zur Esthers Selbst-Energie herstellen. Danach benötigten sie eine rationale Grundlage und Rückversicherung, bevor sie den Zugang zum »Sorge«-Teil freigeben konnten. Diese Teile fühlten sich nun willkommen. Sie wussten, dass Esther auch ihnen weiterhin Aufmerksamkeit schenken würde und dass die Möglichkeit bestand, dass die Arbeit mit dem »Sorge«-Teil ihnen ebenfalls helfen könnte. Das alles machte die Entscheidung, beiseitezutreten, für sie vertretbar.

Die restliche Therapie entwickelte sich fließend aus der tiefen Verbindung zum »Sorge«-Teil heraus. Esthers Angst und ständige Sorge über Tod und Krankheit wurden schwächer, und sie konnte in jenem Sommer an einem Freizeitlager teilnehmen. Ihre Eltern schickten sie im Herbst nicht zurück zur Therapie mit mir, aber ein Jahr später erfuhr ich vom Therapeuten der Mutter, dass es Esther nach wie vor gut ging.

***

Talia ist ein beherztes und intelligentes siebenjähriges Mädchen. Ihre Eltern waren an einer Therapie interessiert, weil Talia zu Hause extreme Wutanfälle hatte. Sie sprach auch über sich selbst als ein »böses Mädchen, das alles kaputt machte«. Ihre Eltern Mark und Marci stimmten dem teilweise zu, denn Talias Wutanfälle und schwieriges Verhalten nahmen oft die ganze Familie in Beschlag. Sie erhofften sich beide, dass die Anfälle seltener auftreten und ihre Tochter ein gütigeres Selbst-Konzept erlangen würde.

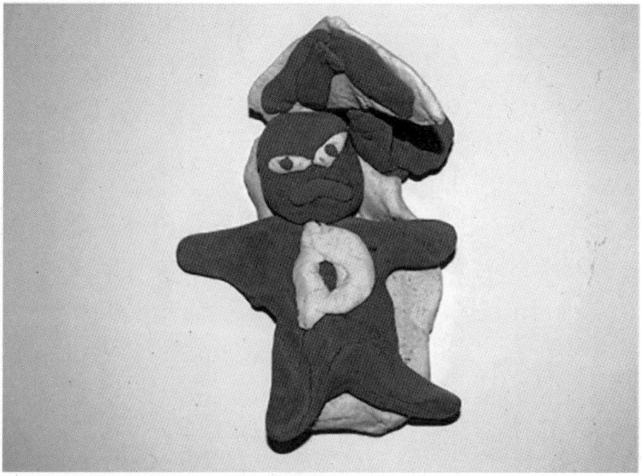

Bild 5.3: Talias ›Destrukto‹

Nach einigen ersten Sitzungen, in denen wir Monopoly Junior spielten und ich ihr ein wenig über Teile erzählte, identifizierte Talia einen Teil von sich, den sie »Destrukto« nannte. Sie malte ihn und machte eine Knetfigur aus ihm. (Bild 5.3) Er sah aus wie ein Superheld mit einem Abzeichen auf der Brust – dem Großbuchstaben D für »Destrukto«. Sie identifizierte ihn als männlich, stark und wild entschlossen, alles, was sich ihm in den Weg stellte, zu zerstören. Dies war der Teil von ihr, der die Tobsuchtsanfälle hatte, der mit Sachen um sich warf, Bücher zerriss und die von den Eltern gesetzten Grenzen ignorierte.

Während wir »Destrukto« näher kennenlernten, sprach Talia über einen anderen Teil, einen verletzten Teil, der glaubte, die Eltern bevorzugten die ältere Schwester, und wie sehr sie das traf. Wann auch immer ich versuchte, einen Dialog mit diesem Teil zu beginnen, den Talia »Niemand liebt mich« nannte, erschien »Destrukto«. Dann wurde das Spiel, das wir spielten, vom Tisch gefegt und Monopoly-Geld flog in alle Richtungen. Oder die Knetfiguren, die Talia sorgfältig modelliert hatte, wurden zerquetscht und als großer Klumpen zurück in die Box geworfen.

Als ich Talia bat, »Destrukto« zu fragen, was ihn so sehr daran störte, dass wir mit dem Teil »Niemand liebt mich« zusammenarbeiteten, lautete ihre Antwort: »Es bringt nichts.«

»Frag ihn bitte, was er damit meint. Das interessiert mich jetzt«, hakte ich nach.

»Er sagt, nichts wird sich je ändern, wir sollen's daher einfach sein lassen«, meinte Talia gereizt.

»Dann lass ihn bitte wissen, dass wir niemals versuchen werden, ihn zu übergehen. Wir werden den ›Niemand liebt mich‹-Teil nur kennenlernen, wenn er damit einverstanden ist«, antwortete ich, um sowohl Talia als auch »Destrukto« zu beschwichtigen.

»Ha! Er sagt: ›Na, sicher …‹«, erwiderte sie und lachte.

»Du meinst es ernst. Er hat das Sagen, sicher. Aber lass ihn wissen, dass er so etwas noch nie zuvor ausprobiert hat. Vielleicht möchte er es jetzt ausprobieren.«

Talia sah nach unten und blinzelte. Sie war tief in ihren Gedanken versunken. »Weißt du, er ist irgendwie mutig. Er glaubt nicht, dass sich irgendetwas ändern wird, aber er streckt seinen Brustkorb heraus und sagt: ›Na los, versuch's.‹«

»Ich bin sehr dankbar für die Gelegenheit, es zu versuchen! Frag ihn bitte, ob er an der Seite warten kann, während wir eine Verbindung zu dem Teil herstellen, der wegen deiner Schwester traurig ist.«

»Er rührt sich nicht vom Fleck«, erwiderte sie stolz.

»Das ist okay. Er muss nicht. Aber frag ihn, was seiner Meinung nach passiert, wenn er für kurze Zeit beiseitetritt.«

Talia neigte den Kopf zur Seite. »Das ist lustig. Er sagt, er will nicht rausgeschmissen werden und seinen Job verlieren.«

»Mag er seinen Job so sehr?«, fragte ich.

»Ja, meistens, sagt er.«

»Sag ihm, dass du verstehst, dass er seinen Job meistens mag, aber frag ihn, wann er ihn nicht mag.«

»Er sagt, er ist manchmal komplett gestresst und erschöpft, aber nur manchmal«, berichtete Talia.

»Gut, dann sag ihm bitte, dass kein Teil je seinen Job oder seine Wichtigkeit verliert und dass wir wissen, dass ›Destrukto‹ sehr wichtig ist. Wir verlieren nie Teile, aber wenn sie eine andere Aufgabe übernehmen oder Urlaub machen wollen, dann können sie das«, erklärte ich.

Talia sah auf. »Urlaub? Was für einen Urlaub?«, fragte sie interessiert.

»Frag ›Destrukto‹, welchen Urlaub er machen würde, wenn er denn wollte. Er kann sich den Urlaub aussuchen, den er möchte.«

Talia nahm sich die Knete. Sie bastelte still vor sich hin, und ich sah vergnügt zu, wie sie eine Art Chaiselongue für »Destrukto« knetete.

»Er mag den Strand«, erklärte sie.

»Liegt er gerne auf einer Liege?«, fragte ich.

»Ja, manchmal in der Sonne und manchmal unter einem Sonnenschirm.«

Sie bastelte als Nächstes einen vielfarbigen Sonnenschirm.

»Gibt es einen besonderen Strand, den er mag? Irgendwo an einem speziellen Ort?«, fragte ich und hielt so unser Gespräch in Gang.

»Er mag die Bahamas. Kennst du das Resort Atlantis?«, fragte sie mich.

»Ich war noch nie dort, aber ich kenne viele Kinder, denen es dort sehr gefallen hat. Ich habe gehört, es gibt eine Art Fluss im Schwimmbeckenbereich und du kannst sogar im Wasser essen. Es hört sich so an, als ob ›Destrukto‹ den Strand am Atlantis mag.«

Talia nickte und arbeitete sorgfältig an ihrem Sonnenschirm.

»Sag ihm, dass du ihm einen Sonnenstuhl und -schirm für seine Reise auf die Bahamas bastelst«, schlug ich vor.

»Er möchte einen der Frucht-Drinks, die mit den kleinen Sonnenschirmen«, rief sie aus.

»Super! Die sind toll am Strand. Sie sind erfrischend.«

»Er möchte auch ein Strandlaken«, meinte sie und bastelte eines aus Knete.

»Das sind alles gute Sachen für ›Destruktos‹ Reise auf die Bahamas. Wir legen sie alle in deine Schachtel, damit sie bis zum nächsten Mal trocken und sicher sind. Bedanke dich bitte bei ›Destrukto‹, dass er uns erzählt hat, dass er ab und zu auf die Bahamas möchte, um sich auszuruhen und zu erholen«, sagte ich, als sich die Sitzung dem Ende zuneigte.

In der nächsten Sitzung holte Talia als Erstes die Strandutensilien für »Destrukto« hervor.

Sie nahm »Destrukto« aus der Schachtel und setzte ihm eine coole Sonnenbrille auf. Sie platzierte ihn auf der Chaiselongue mit einem Drink mit Sonnenschirm.

Ich hielt mich zurück mit dem Vorschlag, er möge schnell in Urlaub fahren, sondern wollte ihn selbst entdecken lassen, wie es sein könnte, wenn er nicht immer so schwer arbeiten müsste.

»Talia, frag doch ›Destrukto‹ bitte, ob er gerne nur für eine Sitzung zum Atlantis möchte, während wir den anderen Teil treffen. Er kann vor Ende der Sitzung zurückkommen.«

»Er wird's versuchen, aber nur während der nächsten halben Stunde. Er will nicht länger dort bleiben … noch nicht«, lachte sie.

Obwohl andere Teile sich zeigten und uns davon abhielten, den Teil »Niemand liebt mich« kennenzulernen, und obwohl mehr Arbeit an ihnen nötig war, wurden »Destruktos« Aufenthalte auf den Bahamas länger und länger, und er konnte sich sehr gut erholen. Talia war in der Lage, an ihrem Schmerz und ihrer Eifersucht auf ihre Schwester zu arbeiten, und ihre Eltern berichteten, ihre Wutanfälle hätten aufgehört.

Diese beiden Fallbeispiele zeigen, wie die IFS-Therapeutin sich respektvoll auf den Beschützer einlässt, im Wissen darum, dass er eine positive Absicht für das Kind hat. Kinder können mit Rückversicherung und Kreativität angeleitet werden, mit ihren Beschützern zu verhandeln und ihnen Hoffnung zu machen, dass sich Dinge ändern können und den verbannten Teilen in ihnen geholfen wird.

6 Teile externalisieren

Hailey und Rain

SCHLÜSSELWÖRTER

Externalisierung:	der Prozess, Persönlichkeitsanteile konkret in Form von Zeichnungen, Figuren, Knetmodellen oder Gegenständen darzustellen
Nach innen gehen:	seine Aufmerksamkeit von der äußeren auf die innere Welt richten, indem die Augen geschlossen oder sanft auf einen Punkt neu ausgerichtet werden
Einsicht:	die innere Erfahrung und der innere Prozess, eine Verbindung zu seinen Teilen aufzubauen und auf das Selbst zuzugreifen
Körperkarte:	eine Externalisierungsmethode, mit der Teile in den Körperumriss eines Kindes gezeichnet werden
Verbannte:	verletzte Teile, die aus dem Gewahrsein verbannt wurden
Entlasten:	ein innerer Prozess, durch den sich ein Teil seiner Lasten entledigt
Selbst:	die jedem Menschen innewohnende gesunde, kluge und mitfühlende Präsenz

Hailey ist ein reizendes sechsjähriges Mädchen koreanisch-amerikanischer Herkunft mit großen dunklen Augen und schwarzen Stirnfransen, die ihr Gesicht einrahmen. Sie ist das älteste von drei Geschwistern. Ihre Mutter Lara nimmt seit Langem an der wöchentlichen Müttergruppe bei Soho Parenting teil. Als Hailey drei Jahre und Beatrice, Laras zweites Kind, einige Monate alt war, wechselten Hailey und die Babysitterin morgens Beatrices Windeln, damit Lara sich ein wenig ausruhen konnte. Die Babysitterin entfernte sich vom Wickeltisch, um etwas zu holen, und Beatrice fiel vom Tisch. Hailey war Zeugin dieses Sturzes, der zu einem zweitägigen Krankenhausaufenthalt für das Baby, sehr großer Sorge in der Familie und der Kündigung der Babysitterin führte. Zu jener Zeit zeigte Hailey keine äußeren Anzeichen von Trauma. Beatrice erholte sich vollständig und der Vorfall geriet in Vergessenheit.

Als Lara ihr drittes Kind Chloe bekam, bemerkte sie, dass sich Hailey mehr und mehr auf Beatrice konzentrierte. Sie folgte ihr auf Geburtstagsfeiern und Spielverabredungen und verhielt sich wie eine Helikopter-Mutter. Beatrice war ein extrovertiertes und unternehmungslustiges Mädchen und ärgerte sich über die intensive Fürsorge ihrer Schwester. Sie fing an, sie körperlich und verbal zurückzuweisen.

Lara und ihr Ehemann James hatten zu jener Zeit ein Treffen mit einigen Lehrern von Hailey. Die Schulpsychologin war ebenfalls anwesend und äußerte ihre Sorge angesichts von Haileys Verhalten in der Schule. Hailey war zwar intellektuell ihren Schulkameraden voraus, aber sie war schüchtern. Sie war Perfektionistin, ernsthaft und blieb für sich. Laras eigene Beobachtungen von Haileys überbehütendem Verhalten zusammen mit den von der Schule vorgebrachten Sorgen waren der Auslöser für Haileys Psychotherapie.

Hailey stellte sich mit einem Teil vor, den wir später »Das perfekte kleine Mädchen« nannten. Dieses Mädchen war höflich, brav und gewissenhaft und erschien jede Woche in Schul-Trägerkleid und Kniestrümpfen. Sie begeisterte sich für Kunst, und als wir einander besser kennenlernten, zeichnete und erstellte sie sehr präzise Collagen. Sie war ein Kind, das sich »an die Regeln hielt«. Darüber hinaus zeigte Hailey eine beachtliche Unabhängigkeit. Sie holte sich ihre Utensilien immer selbst. Auch dann, wenn die Schachteln schwer waren, wollte sie sie alleine holen. Sie räumte am Ende jeder Sitzung unaufgefordert auf und legte die Sachen genau an den Platz zurück, an dem sie sie gefunden hatte.

Haileys Eltern hatten ihr gesagt, sie würde die Therapie machen, weil sie immer solche Angst um ihre Schwester hatte. Ich stellte das Konzept der Teile vor, als wir über Beatrices Sturz sprachen.

»Vielleicht gibt es ja einen Teil von dir, der sich sogar heute noch um Beatrice sorgt?«, fragte ich.

Das ergab Sinn für Hailey. Ich machte den Vorschlag, dass dieser »Angst«-Teil sicherstellen wollte, dass Beatrice auf dem Spielplatz oder auf der Geburtstagsfeier nichts passieren würde. Daher sähe er sich veranlasst, ihr überallhin zu folgen, um für ihre Sicherheit zu sorgen. Hailey stimmte dem zu.

»Ich möchte nicht, dass sie noch einmal hinfällt«, erklärte sie.

Als ich versuchte, Hailey direkt mit dem Teil arbeiten zu lassen – ihn im Körper zu lokalisieren, ein Bild von ihm zu sehen oder ihm zuzuhören –, wirkte sie ratlos. Das ist für Kinder nicht ungewöhnlich. Während viele Kinder, mit denen ich gearbeitet habe, instinktiv die Schritte des IFS-Protokolls vollziehen, fällt es anderen Kindern leichter, über Teile zu sprechen, anstatt direkt auf sie zuzugreifen. »Einer beachtlichen Anzahl an Kindern fällt es schwer, nach innen zu gehen. Therapeuten ermöglichen diesen Kindern die Vorteile der Einsicht durch (…) externalisierende Techniken.« (Krause 2013) Es sah ganz so aus, als müsste ich mir eine andere Möglichkeit überlegen, damit Hailey intensiver mit ihren Teilen arbeiten konnte.

Wird ein Teil externalisiert, bewegt er sich von der inneren Welt des Kindes in die äußere Welt des Spielens. Teile können auf vielfältige Weise verkörpert werden – beispielsweise durch Puppen oder Dinosaurier oder Lego-Figuren. Das Kind spielt mit dem Gegenstand, als sei er ein echter Stellvertreter mit eigenen Gefühlen. Der IFS-Therapeut sieht diese Externalisierungen als Teile des Kindes. Ein wütender Dinosaurier ist zum Beispiel begrifflich ein wütender Teil eines Kindes, mit dem dann als solchem gearbeitet wird. Das Spiel wird auf den Dinosaurier verlagert, aber es wird gleichzeitig anerkannt, dass das Kind über einen Teil von sich selbst kommuniziert. In der traditionellen Spieltherapie kann ein wütender Dinosaurier eine andere Person innerhalb der äußeren Familie repräsentieren, beispielsweise einen Vater, der die Beherrschung verliert. In der IFS-Therapie mit Kindern achten Therapeuten selbstverständlich auf das, was in der äußeren Welt des Kindes geschieht: mit Eltern oder Geschwistern, in der Schule und unter Gleichaltrigen. Aber die therapeutische Arbeit selbst ist darauf fokussiert, im inneren Familiensystem des Kindes eine größere Harmonie für die Teile zu erzeugen. Deswegen wird der wütende Dinosaurier als innerer Teil des Kindes angesehen und die Arbeit konzentriert sich darauf, eine gute Beziehung zwischen dem Selbst des Kindes und diesem Teil aufzubauen.

In Haileys Therapie spielte die Arbeit mit einem externalisierten Teil namens »Huckleberry« eine zentrale Rolle. Während einer Sitzung, in der wir über Beatrices Unfall sprachen, beschloss Hailey, mit Knete zu arbeiten. Sie formte zwei Hunde und nannte den einen »Huckleberry« und den anderen, fast identischen, »Lucy«. In dieser Sitzung begann ein einmonatiges Projekt, ein ganz besonderes Haus für »Huckleberry« zu bauen, welches sorgsam dekoriert und verziert wurde. Wir benutzten Knete, Schaumstoff, Filz, Farben, Klebstoff und Filzstifte. Jede Woche arbeitete Hailey gewissenhaft an dem Haus, und so offenbarte sich langsam die Geschichte von »Huckleberry«.

Huckleberry und Lucy waren in Wirklichkeit zwei Labrador-Welpen, die seit Haileys Geburt bei Hailey und ihren Eltern lebten. Obwohl Huckleberry und Lucy existierten, musste ich die duale Wirklichkeit von Huckleberry und Lucy als Hunde und »Huckleberry« und »Lucy« als Teile von Hailey aufrechterhalten.

Nachdem die Knete getrocknet und hart war, zeigte Hailey mir, wie die beiden Hunde miteinander spielten, umhertollten und sich gegenseitig das Fell putzten. »Lucy« war sehr anhänglich, aber ruhig, und »Huckleberry« war verspielt und ungestüm. Er knurrte manchmal und bellte häufig. Es schien Hailey viel leichter zu fallen, mir Sachen im Spiel zu zeigen, als direkt über sie zu sprechen.

Haileys Arbeit am Haus war durchdacht und sorgfältig. Wir überlegten gemeinsam, wie die Fenster zu gestalten waren oder welches Material sich am besten für das Dach eignete, und sie führte jede Arbeit am Haus sorgfältig und mit Entschlossenheit und Eifer aus. Frustration wurde still geduldet. Ich versuchte, den Teilen, die negative Emotionen trugen, die Erlaubnis für diese Gefühle zu geben, indem ich einige meiner eigenen Emotionen zum Ausdruck brachte.

»Das Dach tut nicht, was es soll! Das ist sehr ärgerlich!« Hailey sah dann immer unter ihrem perfekt gerade geschnittenen Pony hoch und hatte ein Glitzern in den Augen. Aber wenn ich sie fragte, ob sie frustriert war, schüttelte sie nur den Kopf und meinte: »Es ist okay.«

Mit der Zeit nahm das Haus Form an (Bild 6.1) und damit auch Haileys Fähigkeit, über »Huckleberrys« Geschichte zu sprechen.

»›Huckleberry‹ und ›Lucy‹ waren albern zusammen. Sie kamen zu meinem Haus auf dem Land und rannten im Hinterhof herum«, erklärte sie.

»Waren sie gerne auf dem Land?«, fragte ich.

»Ja, aber sie waren auch gerne in der Stadt. Aber als BB [ihr Name für Beatrice] kam, bellte ›Huckleberry‹ sehr viel.« Sie ließ ihre »Huckleberry«-Figur hochspringen und tanzen und laut jaulen.

»Ach so, als BB auf die Welt kam, hat ›Huck‹ viel gebellt?«, fragte ich.

Sie nickte energisch. »Mama hat gesagt, er bellt zu viel. ›Lucy‹ war lieb und ruhig und hat nicht gebellt. Also haben Mama und Papa beschlossen, ›Huckleberry‹ weg auf einen Bauernhof zu schicken. Sie haben gesagt, er wäre dort glücklicher, aber ich glaube das nicht.« Hailey senkte Stimme und Augen, als sie mir dies erzählte. Ihr Körper sank langsam zu Boden und sie legte ihr Gesicht nah an den »Huckleberry« aus Knete.

»Also wurde ›Huckleberry‹ auf den Bauernhof geschickt, weil er zu laut war, als das neue Baby geboren wurde?«, fragte ich sanft.

Hailey schloss ihre dunklen Augen und flüsterte: »Es ist nicht gut, zu viel zu bellen.«

»Das verstehe ich. ›Huckleberry‹ denkt, es ist nicht gut, zu viel zu bellen«, wiederholte ich, um sie wissen zu lassen, dass ich die Gefühle dieses Teils wirklich verstand.

Sie nickte traurig. »Er denkt, er sollte so wie ›Lucy‹ sein. Wenn er ruhig wie ›Lucy‹ wäre, würde er immer noch mit uns in New York leben.«

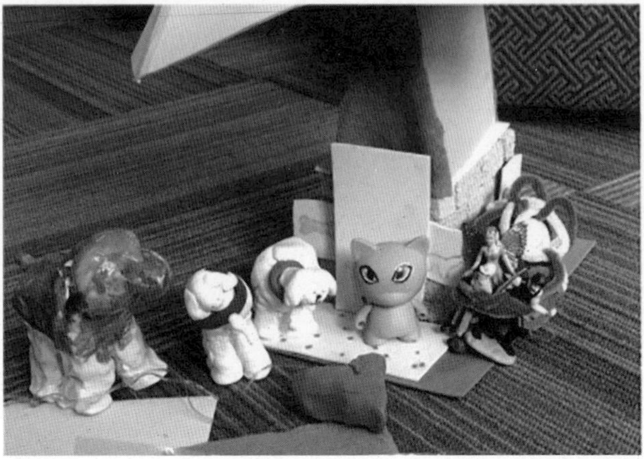

Bild 6.1: Das Haus von »Huckleberry«

»Das durchzumachen ist wirklich schwer, wenn ein neues Baby in die Familie kommt. Es hört sich so an, als ob es auch wirklich schwer für die kleine dreijährige Hailey war«, sagte ich voller Mitgefühl.

Hailey sah mich an und hielt sehr lange Blickkontakt mit mir.

»Denkt ein kleiner Teil von Hailey, sie muss ruhig und nett und nicht zu laut sein?«, fragte ich leise.

Sie nickte langsam und lehnte sich zu mir hin.

Als die Sitzung sich dem Ende zuneigte, wies ich Hailey an: »Also heute, bevor wir Schluss machen, lass uns doch ›Huckleberry‹ sagen, dass wir nun wirklich anfangen, zu verstehen, was ihm passiert ist und was er über sich selbst denkt.«

Hailey nahm den Knete-Hund und flüsterte in sein Ohr.

»Wo möchte ›Huck‹ bleiben, bis wir nächste Woche mit ihm arbeiten?«, fragte ich.

»Er wird mit ›Lucy‹ draußen auf der Schwelle vor dem Haus sitzen, wo ihn niemand anfassen kann«, antwortete sie.

»Sehr gut. Lass uns ›Lucy‹ und ›Huck‹ und das Haus hier an ihren besonderen Ort hinsetzen, wo sie zusammen und sicher sind. Und lass den jüngeren Teil von Hailey wissen, dass wir verstehen, dass sie auch denkt, dass es nicht gut ist, zu viel zu bellen oder zu laut zu sein. Du kannst es einfach still in deinem Kopf sagen.«

Hailey sah nach unten und dann hoch zu mir. Ich zwinkerte ihr zu und sie lächelte.

In der Woche zwischen dieser und der nächsten Therapiestunde bat ich um ein Treffen mit Haileys Eltern. Lara und James waren überrascht und traurig, dass das Weggeben von »Huckleberry« an einen Bauernhof, wo er die Freiheit des Landlebens genießen konnte, sich auf Hailey so nachteilig ausgewirkt hatte. Es erklärte vieles, aber sie gaben zu, dass sie zu jener Zeit nicht an eine solche Möglichkeit gedacht hatten. Sie waren mit ihrem zweiten Baby und ihrem ersten Kind beschäftigt. »Huckleberrys« Ausgelassenheit bereitete ihnen Sorge, und sie glaubten, die für die Familie richtige Entscheidung getroffen zu haben. Mehr über Haileys Sitzungen zu erfahren und Haus und Hund zu sehen, die sie gebastelt hatte, half ihnen, die Tiefe von Haileys emotionalem Leben zu verstehen, und sie wussten, dass sie jetzt leichter mit Hailey darüber sprechen konnten.

Während unseres Treffens erklärte Lara auch die generationsübergreifende Dynamik in der Familie. Was Haileys eifrige Fürsorge für ihre jüngere Schwester anging, gab Lara zu, dass sie selbst eine ernsthafte ältere Schwester gewesen war, die sich oft für ihren jüngeren Bruder verantwortlich gefühlt hatte. Laras Vater wurde ganz von seiner Arbeit in Anspruch genommen und ihre Mutter kämpfte mit Depressionen. Die Verbindung zwischen ihrer eigenen Vergangenheit und Haileys Gegenwart half Lara, zu verstehen, warum ein Teil von *ihr* angesichts dieses Kreislaufs von Bemutterung und Ärger zwischen ihren Töchtern sehr reaktiv war.

James und Lara waren beide in der Lage, zu diskutieren, wie sehr sie selbst den Teil »Das perfekte kleine Mädchen« auf Kosten anderer Persönlichkeitsanteile von Hailey verstärkten, die negative Gefühle in sich trugen. Es half den Eltern, darüber nachzudenken, wie es wäre, alle Teile von Hailey wahrzunehmen und zu akzeptieren, damit sie sich ausgeglichener fühlen konnte.

Das zeigte sich einige Monate später, als Hailey anfing, sich auf kleine Kängurus aus Knete zu fokussieren. Sie bastelte eine Mutter, ein kleines Baby, eine große Schwester und ein Babysitter-Känguru. Sie knetete auch einige Möbelstücke: einen Tisch, von dem das Baby-Känguru fiel, und ein Bett in einem anderen Zimmer, in dem die Mutter schlief. Lara nahm an einer dieser Sitzungen teil und unterstützte Hailey, als diese die Szene auslebte. In der Szene war die große Schwester aufgebracht darüber, dass die Mutter schlief und sie sie nach dem Sturz des Babys aufwecken musste. Laura spiegelte all dies auf sehr schöne Weise für ihre Tochter wider.

»Das große-Schwester-Känguru scheint wütend darüber zu sein, dass ihre Mutter gerade schlief. Das kann ich ihr nicht verdenken. Es wäre besser gewesen, wenn die Mutter wach und im Zimmer gewesen wäre und auf das Baby-Känguru aufgepasst hätte«, meinte Lara zu ihrer Tochter.

Während ihre Mutter die Erfahrung dieses wütenden Teils – der externalisiert war als Schwester-Känguru – bezeugte und validierte, hörte Hailey konzentriert zu und entspannte sich sichtlich in den Körper der Mutter hinein.

Als der Sommer näher rückte und Hailey mit ihrer Familie der Stadt für eine Weile den Rücken kehren wollte, kam unsere Arbeit mit »Huckleberry« zu einem Ende. Hailey hatte erfahren, dass sich dieser Teil verbannt fühlte, weil er zu laut war oder zu viel »bellte«. Sie wusste, dass er traurig und einsam war, und glaubte, etwas stimme nicht mit ihm. Hailey hatte ihm ein wunderschönes Haus mit Bildern an der Wand und Blumen im Garten gebastelt und ihm »Lucy« als Kameradin geschenkt.

In unserer letzten Sitzung hatten wir eine kleine Feier zum Abschied und zur Fertigstellung des Hundehauses. Wir gönnten uns besondere Kekse, und Hailey platzierte ein Herz für die Hunde und die kleine Figur, die ich ihr als Geschenk für den Sommer gekauft hatte, am Haus. Sie hatte auch einen »Huckleberry« aus Ton mitgebracht, den sie im Töpferei-Kurs gemacht hatte.

»Hailey, unsere Feier kann losgehen, wir sind bereit. Kannst du nachsehen, ob ›Huckleberry‹ dir alles über sein Weggegeben-Werden an den Bauernhof erzählt hat?«

Sie hielt die »Huckleberry«-Figur vor ihr Gesicht und nickte.

»Schau, ob er bereit ist, den Bauernhof zu verlassen und mit dir in seinem neuen Haus zu leben«, leitete ich sie an.

»Er findet sein neues Haus toll und er möchte immer bei ›Lucy‹ bleiben.«

»Das ist sehr gut. Schau jetzt, ob er bereit ist, seine Gefühle der Traurigkeit und seine Vorstellung, dass er zu viel bellt, loszulassen«, bat ich sie, um ihr beim Prozess des Entlastens zu helfen.

Hailey hielt die Figur in ihrer Hand nah am Herzen. »Er ist bereit«, antwortete sie.

»Gut, dann frag ihn bitte, wie er all diese Gefühle und Vorstellungen loslassen möchte. Er kann sie ins Licht oder ins Wasser freisetzen oder sie in der Erde begraben oder sich jede andere Art aussuchen, die er sich vorstellen kann.«

»Hm …«. Hailey legte einen Finger auf den Mund und drehte den Kopf zur Seite, um nachzudenken. »In die Luft!«

»Gut, dann hilf ihm doch dabei; hilf ihm, alles loszulassen, Hailey.« Sie sang eine Zeile des Songs »Lass jetzt los« aus dem Film *Die Eiskönigin.* Wir lachten zusammen, denn wir hatten uns das ganze Jahr über intensiv mit diesem Disney-Film beschäftigt. *Die Eiskönigin* ist ein Film über zwei Schwestern. Die jüngere Schwester verletzt sich unter der Obhut der älteren Schwester, was zu deren Verbannung führt. Der Film war weltweit zu sehen, und er passte sich zufällig wunderbar in Haileys Arbeit ein.

»Er hat's getan. Er hat alles losgelassen! Und jetzt möchte ich mein Haus mit nach Hause nehmen.«

Wir packten das Haus, die Hunde, das Herz und die Kekse vorsichtig ein und verabschiedeten uns für den Sommer.

Haileys Eltern berichteten, dass Hailey ihre Schwester nicht mehr mit Argusaugen beobachtete, sondern dass es jetzt mehr normale

Geschwisterrivalität und -konflikte gab. Lara und ich lachten gemeinsam über den zweifelhaften Segen, eine kleine Tochter zu haben, die gar nicht so perfekt sein musste. Hailey ist heute ein freieres und fröhlicheres kleines Mädchen.

***

Soho Parenting wurde Caroline und Alex vom Kindergarten-Leiter ihres Sohnes empfohlen. Rain, ein vierjähriger Junge, hatte Toilettenmissgeschicke im Kindergarten und zerriss seine Zeichnungen, wenn er meinte, sie seien nicht gut genug. Der Leiter machte sich Sorgen und schlug den Eltern eine Elterntherapie vor. Rain war seit dem Alter von zwei Jahren fast ganz sauber. Jetzt weigerte er sich jedoch, aufs Töpfchen zu gehen und hatte den ganzen Tag über viele kleinere und größere Missgeschicke in seiner Hose. Die Situation war für die Eltern wie für die Erzieherinnen gleichermaßen herausfordernd.

Die Art, wie Caroline und Alex Rain beschrieben, machte deutlich, dass sie nicht weiterwussten und frustriert waren, denn Rain war auf anderen Gebieten schon so weit entwickelt, auf diesem einen Gebiet dagegen so »zurück«. Rain konnte bereits lesen und schrieb Wörter sehr schön auf phonetische Weise. Seine Eltern berichteten, er habe einen gut ausgebildeten Sinn für Humor und ein Gesicht, das jeden ins Schwärmen brachte. Mir fiel in der Sitzung mit ihnen auf, dass Rains Leistungen und Begabungen überdurchschnittlich viel Aufmerksamkeit erhielten. Seine Eltern schienen nicht zu verstehen, wie ein solch intelligenter und frühreifer Junge mit etwas so Banalem wie dem Toilettengang Probleme haben und so selbstkritisch sein konnte, obwohl er doch so besonders war. Sie gestanden ein, dass sie in einem Machtkampf feststeckten und Hilfe benötigten, um sich daraus zu befreien.

Ich schlug vor, die positive Aufmerksamkeit hinsichtlich Rains Aussehens und Intellekts abzuschwächen, und erklärte ihnen, dass Lob von Kindern manchmal als Druck empfunden wird. Außerdem legte ich ihnen nahe, dass sein Einkoten als ein Teil von Rain verstanden werden könne, der sie daran erinnerte, dass er auch weniger angenehme Seiten hatte und dass diese genauso ihrer Aufmerksamkeit bedurften.

Ich schlug einen Plan vor, der beinhaltete, sich für ihre starken Reaktionen auf seine Missgeschicke zu entschuldigen, ihre Frustration für sich zu behalten und einen Zeitplan für seine Toilettengänge zu erstellen. Sie sollten mich auf dem Laufenden halten und berichten. Sollten in den nächsten drei bis vier Wochen keine Veränderung eintreten, beschlossen wir, Rain zu mir in die Spieltherapie zu schicken, gepaart mit etwas Elterntherapie für Caroline und Alex.

Einen Monat später hatte die Häufigkeit der Missgeschicke immer noch nicht abgenommen, und Rain kam zu mir in die Therapie. Nach einigen Sitzungen, in denen wir mit Lego spielten und malten, stellte ich ihm die Teile-Arbeit vor, indem ich über die Teile-Körperkarte sprach. Rain fand es toll, nach innen zu gehen und seine, wie er es nannte, »Körper-Teile« zu finden, ihre Farben auszusuchen und herauszufinden, wo sie in seinem Körper lebten.

Wir erstellten eine Farben-Legende und schrieben die Namen der Teile auf die Karte. Sie sehen anhand von Bild 6.2, dass Rain in der Lage war, viele Teile zu benennen, die sich auf den Toilettengang bezogen. Es gab den Teil »Will auf dem Töpfchen Aa machen« und den Teil »Will nicht auf dem Töpfchen Aa machen«. Es gab den Teil »Mag von den Eltern gewindelt werden« und den Teil »Das Aa einbehalten«. Rain konnte nicht direkt über den Toilettengang reden, aber er konnte sich sehr gut mithilfe der Teile-Karte ausdrücken. Körperkarten sind eine ausgezeichnete Möglichkeit, Teile zu externalisieren. Sie schaffen für das Kind einen angenehmen Abstand zum Problem und machen es so sicherer, die existierenden Konflikte zu behandeln.

Nachdem Rain seine Therapie begonnen hatte, riet ich seinen Eltern, ihn wieder zu windeln und den Druck, die Toilette benutzen zu müssen, komplett auszuschalten. Es war wichtig, Rains Eltern dabei zu helfen, zu verstehen, dass Rains Entwicklung nicht linear verlief und dass eine Ruhepause von sämtlicher negativer Aufmerksamkeit über seinen

Toilettengang ihm guttun würde. Seine Persönlichkeitsteile standen in einem solchen Konflikt und seine Eltern waren durch die Missgeschicke so beunruhigt, dass dieser Plan meiner Überzeugung nach alle schützen würde. Er würde Caroline und Alex von den täglichen Enttäuschungen befreien und Rains Persönlichkeitsteile vor der Verärgerung seiner Eltern schützen. Auch wenn beide Eltern ihrerseits Persönlichkeitsteile hatten, die dies als Rückschritt betrachteten, waren sie bereit, es zu versuchen.

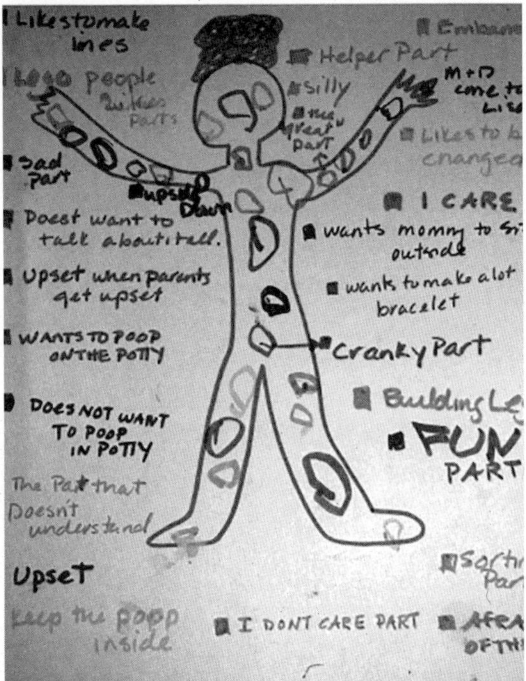

Bild 6.2: Rains Körperkarte

Nachdem Rain viele seiner Teile benannt und kartiert hatte, versuchte ich, ihn direkt mit einem von ihnen arbeiten zu lassen. Seine Antwort war sehr konkret.

»Ich kann doch nicht mit Körper-Teilen sprechen, Lisa, das ist albern. Die gibt es doch nicht in echt!«, meinte er.

Ich prüfte noch mehrmals, ob Rain auf seine Teile direkt zugreifen konnte, jedoch ohne Erfolg. Daher behandelte ich beim gemeinsamen Spiel die von ihm geschaffenen Objekte als externalisierte Teile. So verbrachten wir sehr viel Zeit damit, Aa und Pipi aus Knete zu formen. Er bat mich, aus weißer Knete eine Pull-up-Windel zu machen und meine Finger als Beine zu benutzen und die Pull-up-Windel zu »tragen«. Manchmal wies er mich an, meine Pull-up-Windel einzukoten und den Kot auf den Boden plumpsen zu lassen. Oder ich musste eine Toilette kneten und mit meiner Fingerpuppe zur Toilette gehen, die Pull-up-Windel herunterziehen und sie auf der Toilette Aa machen lassen. Wir waren sehr albern und lachten viel auf unserer Entdeckungsreise rund um Rains Kot. Gemeinsam schufen wir eine Welt, in der wir Teile von ihm erkundeten, die die Toilette benutzen wollten; andere Teile, die den Stuhl einbehielten; solche, die von seinen Eltern gewindelt werden wollten; und auch Teile, die sich wegen so vieler Missgeschicke schämten. (Bild 6.3)

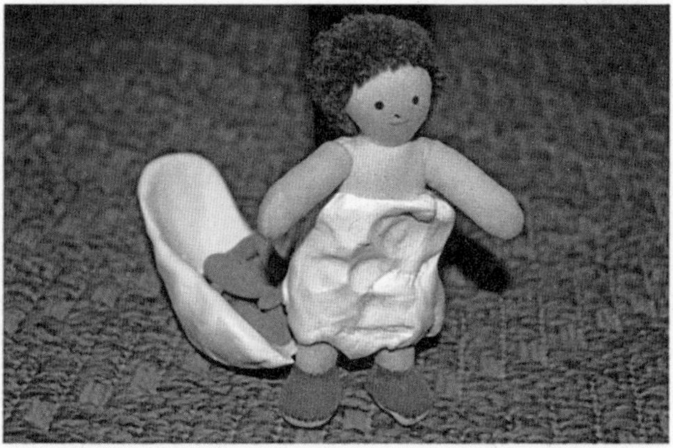

Bild 6.3: Rains Pull-up-Windel-Junge mit Toilette und Kot

Innerhalb von drei Monaten waren die Pull-up-Windeln verschwunden, und Rain benutzte nun die ganze Zeit über die Toilette. Er hatte zwar immer noch Teile, die darüber nicht erfreut, aber auch andere, die stolz auf seinen Erfolg waren.

Ich blieb mit dem Leiter des Kindergartens in Kontakt, und obwohl wir beide sehr zufrieden damit waren, dass das Einkoten aufgehört hatte, waren wir überzeugt – und Rains Eltern stimmten dem zu –, dass es immer noch etwas in Rain gab, das verletzt und im Widerstreit war. Wir wollten die Therapie nicht beenden, nur weil er nun erfolgreich die Toilette benutzte, und auf diese Weise sein Selbstverständnis, er sei nur dann etwas wert, wenn er Leistung erbringe, noch verstärken. Sein Kindergarten-Leiter schlug vor, dass Rain ein Jahr länger im Kindergarten bleiben und die Grundschule später anfangen solle. Alex und Caroline waren einverstanden und führten die Therapie fort. Der Plan war, Rain ein klein wenig länger einen kleinen Jungen sein zu lassen.

In dieser nächsten Phase seiner Therapie lernte ich mittels seiner externalisierten Teile viel mehr über seine innere Welt, sodass Heilung stattfinden konnte. Rain baute einen fantastischen Spielplatz aus Lego. Er wollte einen Sandkasten, ein Riesenrad, Klettergerüste, einen Imbiss, Drehkarussells und selbstverständlich auch zwei Toiletten, eine für Mädchen und eine für Jungen. Jede Woche entwickelte sich ein Spiel, in dem wir alle Lego-Figuren, die wir finden konnten, aufreihten. Sie marschierten, eine nach der anderen, zu einer besonderen Tür, wo Rain (beziehungsweise ein Teil von ihm) überprüfte, ob sie die Erlaubnis hatten, seinen »Glücksland-Spielplatz« zu betreten. Zutritt wurde nur Lego-Figuren gewährt, die lächelten. Alle anderen mit einem Stirnrunzeln, Bart, finsteren Blick, Meerjungfrau-Schwanz, Drachenkörper oder einem traurigen Gesicht hatten keinen Zutritt. Sie wurden auf einen separaten Stapel geschickt. (Bild 6.4)

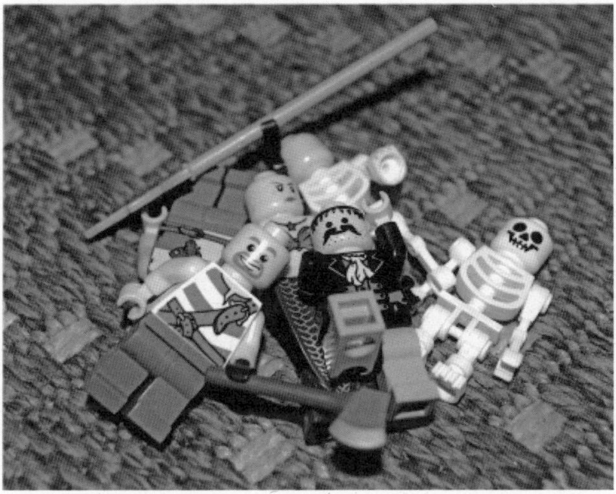

Bild 6.4: Rains verbannte Teile

Rain hatte die Rolle dieses »voreingenommen Türstehers« angenommen und inspizierte jede Figur, die seinen »Glücksland-Spielplatz« besuchen wollte. Er wollte, dass ich die Lego-Figuren sprach. Ich war einverstanden.

»Oh nein!«, beschwerte ich mich. »Nur weil ich manchmal schlecht gelaunt bin, darf ich nicht hinein?«

»Ganz genau! Kein Zutritt für schlecht gelaunte Leute!«, brüllte Rain.

»Nur weil ich einen Meerjungfrau-Schwanz habe, darf ich nicht auf den ›Glücksland-Spielplatz‹?«, intonierte ich als Lego-Meerjungfrau.

»Korrekt! Nur lächelnde Leute mit Beinen dürfen hinein. Wenn du einen Schwanz hast, musst du da hinübergehen, weit weg«, antwortete er und zeigte auf einen Bereich, der weit entfernt vom Spielplatz war und in dem sich alle zurückgewiesenen Figuren befanden. Es war faszinierend, ein so dramatisch ausagiertes Verbannen von Teilen zu beobachten. Jeder, der nicht perfekt war, wurde weggeschickt: Negative Gefühle waren nicht erlaubt, Unterschiede wurden nicht toleriert.

Ab und zu brachte Caroline anstelle der Babysitterin Rain zu mir. Rain ließ sie für zehn Minuten an der Sitzung teilnehmen, bevor er sie dann bat, im Wartezimmer zu warten. In einer Sitzung zeigten wir ihr, was er mit dem »Glücksland-Spielplatz« kreiert hatte. Caroline sah sofort die symbolische Bedeutung seiner Intoleranz gegenüber den Teilen von ihm, die nicht perfekt glücklich waren. Dies lieferte einen ausgezeichneten Ausgangspunkt, um zu besprechen, wie wir während der nächsten Elternsitzung alle Teile von Rain willkommen heißen könnten. Caroline gab zu, sie selbst habe große Schwierigkeiten damit, eigene Unvollkommenheiten zu akzeptieren. Es sei ernüchternd, dieselbe Dynamik bei ihrem jungen Sohn zu sehen. Wir besprachen Möglichkeiten, wie sie ihre eigenen Teile akzeptieren konnte.

Caroline nannte ein sehr gutes Beispiel dafür, wie sie unbeabsichtigt einen Teil von Rain auf den »Ablagestapel« geworfen hatte: Rain war dabei, schwimmen zu lernen. Er hatte Angst davor, sein Gesicht nass zu machen. In jenem Sommer überwand er schließlich seine Angst und konnte ohne Schwimmflügel schwimmen. Caroline hatte Rains »Mutig«-Teil von Herzen applaudiert, ihn aber auch aufgefordert, den »Angst«-Teil doch hinter sich zu lassen. Sie erkannte nun, dass es darum ging, alle Teile zu akzeptieren, anstatt die verletzten zurückzuweisen. Dies war ein wichtiger Moment in Rains Beziehung zu seiner Mutter. Sie war sich jetzt bewusst, dass sie ihn vermutlich dazu ermutigt hatte, Teile von sich selbst in die Verbannung zu schicken.

Mit dem Fortschreiten der Therapie wurde Rain offener den nicht lächelnden Lego-Figuren gegenüber, die den Spielplatz betreten wollten. Obwohl ich nicht das gesamte IFS-Protokoll angewandt und nicht über die Teile bei ihrem Erscheinen während des Spielens gesprochen hatte, verlagerte sich etwas in Rains innerer Welt. Im Kindergarten und zu Hause war Rain nach Aussage seiner Eltern und Erzieherinnen freier und unbefangener. Er hatte mehr Selbstvertrauen, war verspielt und weniger streng mit sich selbst. Die Toilettenprobleme gehörten längst der Vergangenheit an, und gegen Ende seiner Kindergartenzeit beendeten wir nach und nach seine Therapie. Rain war nun mit einer harmonischeren inneren Familie bereit für die Grundschule.

7 Polarisierungen

Hazels und Amelias in Opposition stehende Teile

SCHLÜSSELWÖRTER

Polarisierung:	wenn zwei Persönlichkeitsanteile darüber in Opposition stehen, wie der Patient sich fühlen, wie er denken oder sich verhalten sollte
Beschützer:	Teile, die darauf hinarbeiten, Schmerzen im Zaum zu halten,
Manager:	proaktive Teile, deren Ziel die Reduzierung psychischer Schmerzen ist
Feuerbekämpfer:	reaktive Teile, die nach Auslösung psychischer Schmerzen diese bekämpfen
Virtuelles Treffen von Teilen:	eine Methode, durch die zwei polarisierte Teile in der Gegenwart des Selbst voneinander erfahren
Direkter Zugang:	wenn eine Therapeutin direkt mit einem Teil eines Patienten interagiert
Ziel-Teil:	der Teil, an dem Patient und Therapeutin arbeiten
Selbst:	die jedem Menschen innewohnende gesunde, kluge und mitfühlende Präsenz
Selbst-Energie der Therapeutin/des Therapeuten	der Einsatz des geerdeten Selbst des Therapeuten/der Therapeutin als zusätzliche Quelle der Weisheit

Die Polarisierung ist ein wichtiges Konzept in der Systemischen Therapie mit der Inneren Familie. Teile stehen oft miteinander im Widerspruch darüber, wie wir uns fühlen, wie wir denken oder uns verhalten sollten. Wir kennen alle das Bild vom Engel auf der einen und dem Teufel auf der anderen Schulter, die uns beide drängen, wir mögen uns doch für einen von ihnen entscheiden.

Sehen wir uns noch einmal die Käsekuchen-Situation aus Kapitel 2 an und spielen wir ein wenig mit diesem Szenario, um Polarisierungen besser zu verstehen. Stellen Sie sich vor, Sie kommen von der Arbeit nach Hause. Zwei Kunden wollen auf einmal nicht mehr mit Ihnen arbeiten. Auf dem Weg nach Hause plant ein Teil von Ihnen, joggen zu gehen, um die aufsteigenden Gefühle der Depression abzuwenden. Sie betreten Ihr Haus und Ihnen ist schwer ums Herz; Gefühle der Wertlosigkeit und des Versagens steigen auf. Sie gehen zum Kühlschrank und sehen den Käsekuchen. Ein Beschützer, der diese Gefühle der Depression unterdrücken will, möchte, dass Sie den Käsekuchen essen, damit Sie sich besser fühlen. Der andere »Joggen«-Teil drängt Sie: »Hol die Laufschuhe! Du solltest vier Kilometer laufen. Du musst heute wenigstens *etwas* leisten.«

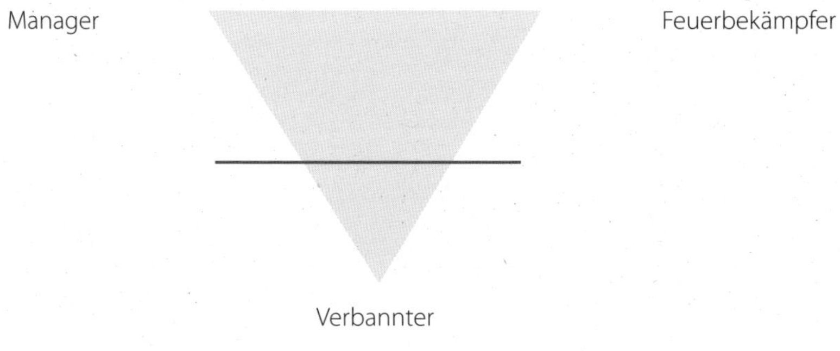

Bild 7.1: Polarisierungsdreieck

Beide sind Beschützer-Teile, beide versuchen, mit dem Verbannten zurechtzukommen, der sich wertlos fühlt. Einer will essen, der andere Sport machen. Und in ihrem Widerstreit werden beide extremer. Das nennt man eine Polarisierung zwischen einem Manager, dem »Joggen«-Teil, und einem Feuerbekämpfer, dem »Esser«-Teil.

Das Polarisierungsdreieck (Bild 7.1) führt die Natur dieser inneren Konfiguration bildlich vor Augen. Der verbannte Teil befindet sich am unteren Ende des Dreiecks, unterhalb der horizontalen Linie, und trägt in sich die Last negativer Überzeugungen und Gefühle und die damit einhergehenden körperlichen Empfindungen. Dies ist der Teil, der sich im oben genannten Beispiel als Versager fühlt. Der Verlust eines oder zweier Kunden ist kein Versagen. Diese Gefühle gehören daher vermutlich zu einem jüngeren Teil, der seit Langem mit solchen Vorstellungen zu kämpfen hat. Oben links befindet sich der proaktive Manager. Er sucht das Umfeld nach möglichem Schmerz oder Konflikt ab und behält die Kontrolle über die Situation. Er entspricht dem »Joggen«-Teil. Ist der Manager nicht in der Lage, die Energie des Verbannten in Schach zu halten, und diese steigt bis oberhalb der horizontalen Linie an, schreitet der Feuerbekämpfer zur Besänftigung um jeden Preis ein: Auftritt »der Esser«. Diese beiden Teile stehen in einer Polarisierung.

Beide Seiten wollen Schmerzen lindern, tun dies jedoch auf ganz unterschiedliche Weise. Sie arbeiten tatsächlich auf dasselbe Ziel hin, aber dies wird durch ihren Konflikt überdeckt. Beide arbeiten gewissermaßen unwissentlich zusammen, um den Verbannten zu ignorieren. In der IFS-Therapie helfen wir beiden Teilen, in der Gegenwart der Selbst-Energie zueinander zu sprechen und einander anzuhören. Häufig gelingt es polarisierten Teilen, zu erkennen, dass sie beide die Absicht haben, den Verbannten zu beschützen, und schließlich zuzustimmen, sich zu entspannen. Das Selbst kann dann die Fürsorge für den Verbannten übernehmen, was zu einer größeren inneren Gelassenheit führt.

Hazels IFS-Therapie veranschaulicht die Polarisierungen, die verletzte, verbannte Teile eindämmen. Hazel ist ein couragiertes achtjähriges Mädchen mit Brille, das vor Gefühlen nur so übersprudelt. Ihre Eltern brachten sie zu mir in die Therapie wegen ihrer Gemütslage und ihres Verhaltens nach zwei schwierigen Ereignissen im vorangegangenen Jahr: Ihre Eltern hatten sich getrennt, und vier Monate später geschah etwas Schreckliches. Hazels drei Freundinnen, Schwestern, kamen bei einem Autounfall ums Leben. Sie hatte ihnen seit ihrer frühen Kindheit sehr nahegestanden.

Dieses Ereignis war schockierend und potenziell traumatisierend. Hazels Verhalten wurde problematischer: Sie wechselte zwischen Phasen des trotzigen Tretens und Schreiens und solchen des Weinens und Aufgelöst-Seins hin und her. Sie sprach unaufhörlich über den Tod ihrer drei Freundinnen und identifizierte ihn als Ursache ihrer Stimmungsschwankungen. Hazels Mutter Kari vermutete, dass die Gefühle über die Trennung und Scheidung unter den Stimmungsschwankungen begraben lagen. Sie wollte, dass Hazel einen Ort hatte, an dem sie einige dieser Gefühle abarbeiten konnte.

Als ihre Mutter den Vorschlag machte, zu mir in die Therapie zu gehen, war Hazel zuerst nicht daran interessiert, mit »irgendeinem Gefühle-Arzt« zu sprechen. Kommt ein Kind mit Widerstand zu mir, nehme ich mir in den ersten Sitzungen Zeit, zu basteln oder zu malen, zu spielen und die Eltern einzuladen, mitzumachen, wenn das Kind dem zustimmt. Nach einigen Sitzungen war Hazel in der Lage, über die »Mädels« zu sprechen. Sie erzählte mir von ihrem Schock, als sie erfuhr, dass sie gestorben waren. Sie sprach und spielte nach, wie sie im Himmel Kontakt zu ihnen hatte, wie traurig sie war und wie sehr sie sie vermisste. Jedwede Erwähnung der Trennung der Eltern als ein weiterer Grund ihrer Traurigkeit und Wut wurde abgewiesen.

»Das ist für mich in Ordnung«, erklärte sie nachdrücklich. »Ich bin nur manchmal auf meinen Bruder wütend.«

Und in dem Moment stellte ich ihr die IFS-Therapie vor. Ich erklärte, wir alle hätten Teile mit unterschiedlichen Gefühlen und Reaktionen in uns. Ich fragte sie, welchen Teil sie zuerst kennenlernen wollte: den Teil, der »Traurig über die Mädels« war oder den, der zu Hause »Wütend« wurde.

Hazel malte liebend gerne und wollte sich zuerst auf den »Wütend«-Teil konzentrieren. (Bild 7.2)

»Wütend« lebe in ihren Fäusten, berichtete sie, und sei über viele Dinge fuchsteufelswild.

»Sie mag meinen Bruder nicht. Sie mag die Vorstellung nicht, in eine neue Wohnung zu ziehen, und sie hasst es, wenn sie sich beeilen muss, um zur Schule zu gehen«, erklärte Hazel nachdrücklich.

»Frag sie, ob sie versucht, dir zu helfen«, leitete ich sie an.

»Hm, nun, sie sagte, sie teilt meinen Eltern mit, was ich nicht mag, und sie setzt sich für mich ein«, antwortete Hazel.

»Und wenn du das hörst, was empfindest du dann ihr gegenüber?«, fragte ich.

»Ich habe sie lieb. Sie versucht, sich um mich zu kümmern«, lautete Hazels Antwort.

»Kannst du ihr bitte sagen, dass du sie lieb hast?«

»Sie wird rot!«, lachte Hazel.

Wir arbeiteten einige Sitzungen lang mit »Wütend« und verstärkten die Verbindung zwischen Hazels Selbst und diesem Beschützer-Teil. Sie wusste, dass andere nicht so positiv auf »Wütend« reagierten, und versprach diesem Teil daher, ihm zu helfen, wenn er sich zu sehr in die Wut hineinsteigerte.

Als Nächstes fanden wir den Teil, der »Traurig über die Mädels« war. Dieser Teil war in Hazels Herz. Er war immer zu Hause und sogar in der Schule immer dann gegenwärtig, wenn Hazel sich vorstellte, mit den »Mädels« im Himmel zu sprechen.

Dieser Teil glaubte, er würde den Verlust der Freundinnen nie überwinden. Als Hazel versuchte, diesen Teil kennenzulernen, schritt zunächst »Wütend« ein und blockierte die Verbindung. Hazel schien zwischen Depression und Wut zu schwanken. Ich fing an, diese Teile als polarisiert in Hazels innerer Familie zu sehen. Die Vermutung der Mutter, dass Hazel den Schmerz über die Scheidung unterdrückte, behielt ich dabei im Hinterkopf.

Während einer Sitzung fragte ich Hazel, ob es in Ordnung wäre, wenn »Traurig über die Mädels« und »Wütend« sich träfen, damit wir mehr über ihre Beziehung erfahren konnten, sozusagen bei einem virtuellen Treffen von Teilen. Hazel fand die Idee super. Wir hatten beide Bilder vor uns auf dem Boden, und Hazel schloss ihre Augen und lud beide ein, zusammenzukommen.

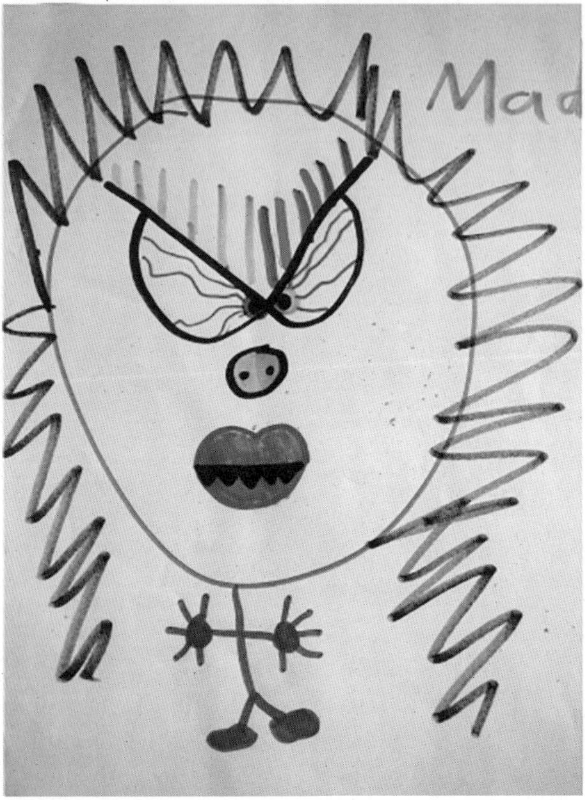

Bild 7.2: Hazels »Wütend«-Teil

»Sie wollen nicht miteinander reden!«, rief Hazel aus.

»Okay, dann lass sie bitte wissen, dass sie nicht miteinander reden müssen, aber frag sie, ob einer von ihnen mit dir sprechen und der andere dabei zuhören möchte«, leitete ich sie an.

»Sie finden, das ist eine gute Idee«, sagte Hazel. »›Wütend‹ will als Erste. Sie sagt, es stört sie gewaltig, dass ›Traurig‹ immer Trübsal bläst. Sie hält den Teil für eine Memme. Sie meint, es ist besser, stark zu sein wie eine Faust.«

»Was macht ›Traurig‹ jetzt beim Zuhören?«, fragte ich.

»Traurig aussehen, was sonst?«, erwiderte Hazel ein wenig sarkastisch.

»Gut, dann erinnere den traurigen Teil bitte daran, dass das nur die Meinung von ›Wütend‹ ist und dass du für sie da bist. Frag ›Wütend‹, wie sie versucht, Hazel zu helfen.«

Hazel öffnete die Augen, sah auf das Bild von »Wütend« und flüsterte ihr die Frage ins gemalte Ohr. Dann legte sie ihr Ohr an das Bild, um die Antwort zu hören.

»Sie hält Hazel davon ab, zu traurig über die ›Mädels‹ und andere Sachen zu sein. Sie denkt, dass es nicht gut ist, wenn Hazel zu traurig ist.«

»Sieh nach, wie der ›Traurig‹-Teil auf das reagiert, was ›Wütend‹ sagt.«

Hazel sah nun auf das Bild von »Traurig über die Mädels« und machte die Augen zu.

»Echt jetzt?« Sie drehte sich um, um auf »Wütend« zu schauen. »Sie scheint irgendwie interessiert«, erklärte Hazel überrascht.

»Frag ›Wütend‹, ob es okay ist, jetzt bei ›Traurig‹ nachzusehen, während ›Wütend‹ zuhört.«

Wir mussten sicherstellen, dass Hazel über genug Selbst-Energie verfügte, um »Traurig über die Mädels« offen und neugierig zu begegnen.

»Ich versuche auch, dass Hazel nicht so traurig ist, indem ich sie die ganze Zeit über an die ›Mädels‹ denken lasse«, sagte dieser Teil.

»Ach so, es gibt einen anderen ›Traurig‹-Teil und du versuchst, Hazel davon abzuhalten, an ihn zu denken?«, fragte ich den Teil direkt.

Hazel machte die Augen wieder auf, griff nach den Filzstiften und dem Papier und zeichnete einen anderen Teil. Sie nahm sich recht viel Zeit und malte mit vielen Details und Farben. Ich saß neben ihr und beobachtete sie still.

»Ist das der Teil, der sich vielleicht zu traurig fühlt, wenn sie nicht an ihre Freundinnen denkt?«, fragte ich.

»Ja, das ist der ›Richtig traurig‹-Teil«, flüsterte Hazel. (Siehe Bild 7.3)

»Ich bin so froh, dass wir dich gefunden haben. Hazel, lass doch diesen ›Richtig traurig‹-Teil wissen, dass du ihn in all seinen schönen Farben siehst. Wir werden bestimmt daran arbeiten, ihn kennenzulernen, aber wir müssen erst wieder bei ›Traurig über die Mädels‹ und ›Wütend‹ nachfragen, was sie von all dem halten.«

Es ist so wichtig, den Fokus auf den Ziel-Teil gerichtet zu halten. Da all unsere inneren Familien komplex sind, kann es bei einer Sitzung nach dem IFS-Protokoll leicht passieren, dass wir abgelenkt werden und mit anderen interessanten und wichtigen Teilen arbeiten. Dadurch, dass wir bei dem Ziel-Teil bleiben, stellen wir sicher, Teile niemals unabsichtlich zu verlassen, mit denen wir angefangen haben zu arbeiten. Es wirkt beruhigend auf das Kind, dass Sie bei dieser Erkundung Ihr Wort halten und nach Teilen sehen. Wir vermuten nun, dass »Richtig traurig« der Verbannte ist, den »Wütend« und »Traurig über die Mädels« auf polarisierte Weise zu beschützen versuchen.

Hazel hatte alle drei Bilder vor sich auf den Boden gelegt. Sie nahm das Bild von »Wütend« und hielt es über das Bild von »Richtig traurig«, so als wollte sie die beiden einander vorstellen.

»›Wütend‹ sagt, sie kennt den Teil schon. Sie will auch nicht, dass er zurückkommt. Er ist so traurig.« Hazels Kopf sank nach unten und ihre Stimme wurde leiser. »Das ist der Teil, der traurig darüber ist, dass Mama und Papa sich scheiden lassen.«

Ich legte meine Hand auf ihren Rücken und wir saßen still zusammen, während sie der tiefen Traurigkeit über ihre Eltern Einlass gewährte. Nach einigen Minuten seufzte sie, und ich beschloss, sie zurück zu ihrem Ziel-Teil zu führen, um den Kreis für diese Sitzung zu schließen.

»Lass uns jetzt nachschauen, was ›Wütend‹ und ›Traurig über die Mädels‹ nun voneinander halten. Erinnere den neuen ›Richtig traurig‹-Teil daran, dass wir ihm bald auch helfen werden«, wies ich sie an.

Hazel hielt die beiden ersten Zeichnungen nun einander gegenüber. Sie entdeckte, dass sie nicht mehr wütend aufeinander waren. Sie stimmten nun zu, dass beide versucht hatten, diesen »Richtig traurig«-Teil zu unterdrücken – einer mit Wut, der andere mit Traurigkeit.

Hazel sagte: »Ich bin immer noch so traurig über meine Freundinnen, aber das ist meine Familie.«

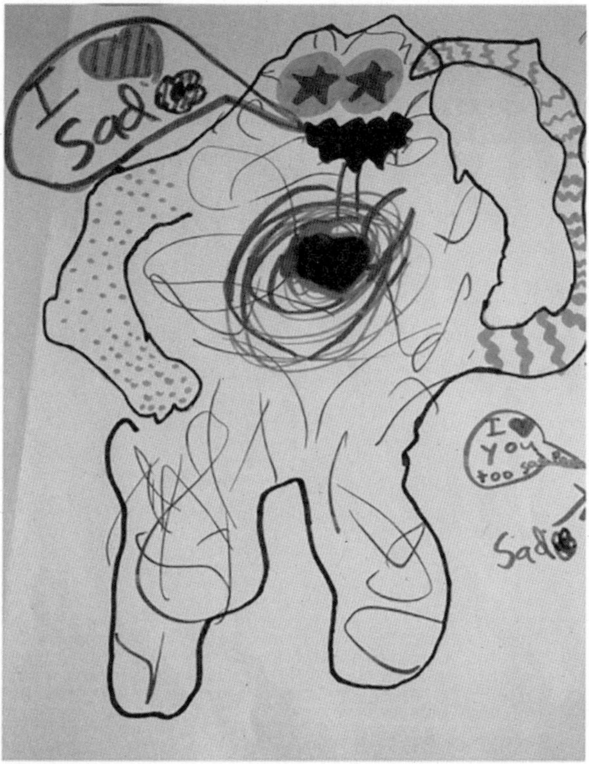

Bild 7.3: Hazels »Richtig traurig«-Teil

Als Hazel und ich den Teilen mitteilten, wir würden dem »Richtig traurig«-Teil helfen, waren sie erleichtert, dass nun jemand anders die Leitung übernommen hatte, und sie waren einverstanden, ihre extremen Verhaltensweisen zu unterlassen.

Im Verlauf der nächsten Sitzungen arbeiteten Hazel und ich mit dem »Richtig traurig«-Teil, und sie fing an, ihn wertzuschätzen und sich um ihn zu kümmern. Er erzählte ihr, er wolle das Abendessen für ihre Eltern zubereiten und sie wie im Film *Ein Zwilling kommt selten allein* wieder zusammenbringen. In dieser Bezeugen- und Entlasten-Phase gelang es Hazel jetzt, die starken Gefühle von Niedergeschlagenheit zu ertragen, die sie angesichts der elterlichen Scheidung in sich trug, und den tiefen Schmerz in ihrem Herzen sowie die Überzeugung loszulassen, ihr Leben sei vorüber.

Hazel kam jetzt auch besser in der Schule zurecht. Sie war wieder das lebhafte Mädchen von früher. Hazel, ihr Bruder und ihre Mutter zogen in eine neue Wohnung, und Hazel war von ihrem neuen Zimmer begeistert. Die Wohnung ihres Vaters hatte eine Dachterrasse, auf der sie gemeinsam Gemüse anpflanzten. Obwohl der Verlust ihrer Freundinnen sowie die Scheidung der Eltern Hazel immer noch beeinträchtigten, hatten ihre rapiden Stimmungsumschwünge von wütend zu besorgt beträchtlich nachgelassen. Das Arbeiten mit den polarisierten Teilen half ihrer inneren Familie, sich zu beruhigen.

***

Amelias Therapie illustriert, wie eine Polarität im Körper und Geist eines Kindes in den Mittelpunkt rücken kann. Polaritäten zwischen elterlichen Teilen und kindlichen Teilen können auch die Interaktionen innerhalb der Familie dominieren. Amelias Fall zeigt, wie kompliziert und hartnäckig diese Konflikte oft sind. Wir Therapeuten und Therapeutinnen wissen, dass viele Fälle sich nicht so leicht abschließen und lösen lassen wie Hazels Geschichte. Es gibt häufig lose Enden, anhaltende Symptome und ein frühzeitiges Ende der Therapie. Ich erzähle diese Fallgeschichte zur Illustration unserer Grenzen als Therapeut*innen. Sie illustriert nicht, dass das IFS-Modell als solches limitiert ist. Und auch wenn Amelias Problem nicht vollständig gelöst werden konnte, bin ich immer noch davon überzeugt, dass die IFS-Therapie für Amelia positive Veränderungen bewirkt hat.

Dana und Rob brachten ihre sechsjährige Tochter für eine EMDR-Behandlung zu mir, eine Therapie zur Bewältigung von Traumata. Amelia hatte sich im Alter von drei Jahren nach Monaten von unerklärlichem Fieber und schmerzhaftem Harnlassen einer Notoperation an der Harnröhre unterziehen müssen. Diese Erfahrung war für die gesamte Familie traumatisch gewesen. Für die Therapie gab es zwei Gründe: Amelia war angesichts neuer Situationen sehr ängstlich und sie masturbierte exzessiv. Dana und Rob glaubten, dass Amelia immer noch seelisch unter den Folgen der Notoperation litt.

Bei unserem ersten Treffen erklärte ich, dass ich EMDR und IFS bei Kindern anwendete, und Amelias Eltern waren einverstanden damit, dass ich die eine oder andere Therapieform nutzte, je nachdem, was mir angemessen erschien. Am Anfang arbeiteten Amelia und ich mit EMDR. Diese Therapieform beinhaltet den Einsatz einer Vorrichtung, einer Art iPod, um Signale abwechselnd zur linken und rechten Hirnhälfte zu schicken, während der Patient eine schwierige Erinnerung verarbeitet. Amelia gefiel diese »Zauber-Maschine«, und während der ersten Therapiemonate nahmen wir zwischen Wasserfarben-Zeichnungen und dem *Spiel des Lebens* die Krankenhauserfahrung mithilfe von EMDR ins Visier. Amelias Reaktivität auf die Erinnerung an die Operation und ihre Ängstlichkeit nahmen zwar ab, ihr Masturbieren blieb jedoch bestehen. Ich fing an, die Idee von Persönlichkeitsteilen in die Therapie einzubringen.

Amelia identifizierte eine Gruppe von Teilen und konnte schnell mit ihnen interagieren. Sie nannte sie »Will reiben«, »Will nicht reiben«, »Ängstlich«, »Verlegen«, »Schlagen« und »Nervös«.

Wir erfuhren, dass »Will nicht reiben« sich in Bezug auf den verständlichen Wunsch der Eltern, dass Amelia ihr Masturbieren in den Griff bekam, entwickelt hatte. Der Teil »Will nicht reiben« übernahm die prohibitive Haltung der Eltern. Während Amelia ihre Persönlichkeitsteile kennenlernte, begann ich die Polarisierungen in ihrem Inneren und zwischen ihr und ihren Eltern zu verstehen.

Bild 7.4 zeigt Amelias Körperkarte. Amelia zeichnete ihren ganzen Körper im Profil. Sie malte einen Teil im Kopf, den sie auf ihre eigene, liebenswert kreative Art als »Gehirn: Will reiben« bezeichnete. Im Bereich der Genitalien befand sich der Teil »Will nicht reiben« und in der Körpermitte war der Verbannte »Magen hat Angst«.

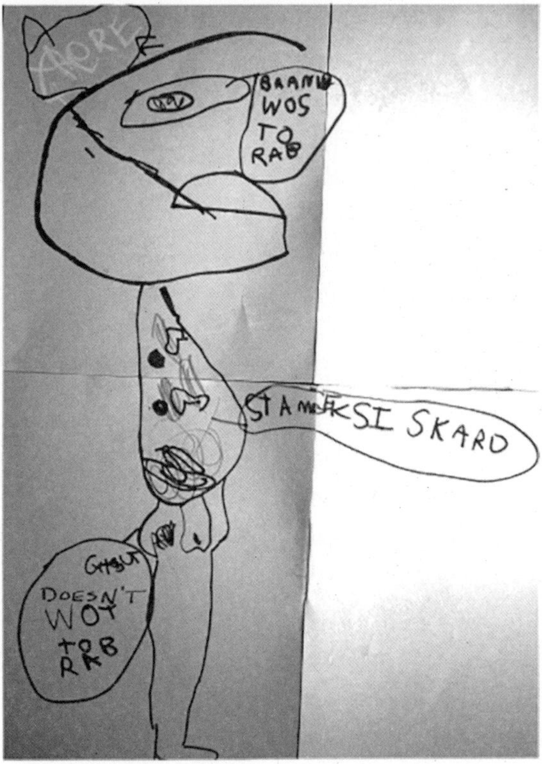

Bild 7.4: Amelias Körperkarte

Meine Arbeitshypothese lautete, dass »Will reiben« darum kämpfte, den verbannten »Ängstlich«-Teil unter Kontrolle zu halten. Darüber hinaus stand der Teil »Will nicht reiben«, der Amelia vom Masturbieren abhalten wollte, im Widerstreit mit »Will reiben«. Dieser ständige Konflikt diente auch dazu, sie vom Verbannten »Ängstlich« abzulenken.

Amelia selbst beschrieb den Konflikt so: »In mir drin findet ein kleiner Krieg statt, und der ›Reiben‹-Teil ist im Krieg. Keiner ist nett. Der ›Reiben‹-Teil gewinnt jedes Mal. Daher glaubt er, dass er nie verlieren wird.«

Zusätzlich zu dieser inneren Polarisierung spielte sich eine äußere Polarisierung ab. Der Teil »Will reiben« und die besorgten Manager der

Eltern, die wollten, dass das Masturbieren aufhörte, saßen in einem Konflikt fest. Aus diesem Konflikt heraus entstand Amelias »Gewieft«-Teil, der versuchte, ihr Masturbieren vor den Eltern zu verheimlichen, und der »Schlagen«-Teil, der ihren eigenen Kopf schlug.

Anfänglich, als wir den Teil »Will reiben« näher erkundeten, schlug Amelia sich selbst vor den Kopf. Wir arbeiteten mit diesem »Schlagen«-Teil mittels direktem Zugang. Ich sprach direkt mit der Hand, die schlug. Dieser Teil wollte Amelia dafür bestrafen, an Reiben überhaupt zu denken oder darüber zu sprechen. Nachdem Amelia zum Verständnis und zur Wertschätzung dieses Beschützers fähig war, nahm das Schlagen ab. Später im Verlauf der Therapie sagte dieser Teil: »Ich habe Amelia schon lange nicht mehr schlagen müssen.«

Beim Arbeiten mit Polarisierungen hilft es, wenn die im Konflikt stehenden Teile einwilligen, in demselben Raum zu sein und abwechselnd zu reden und einander zuzuhören. Sind Kinder die Patienten, fungiert die Kombination aus dem Selbst des Kindes und der Selbst-Energie des Therapeuten als kluger Mediator. Amelia war letztlich in ihren IFS-Sitzungen in der Lage, dass sich die Teile »Will reiben« und »Will nicht reiben« ausreichend beruhigten, um voneinander zu erfahren.

Ich fragte »Will reiben«: »Was tust du für Amelia?«

Der Teil antwortete: »Ich helfe ihr, keine Angst zu haben. Das ist mein Job. Wenn Amelia Angst hat, verwandele ich mich in eine unsichtbare Person, die niemand sehen kann.«

Als Amelia mit dem Teil »Will nicht reiben« arbeitete, sagte dieser ihr: »Ich habe zwei Jobs und ich arbeite viel. Ich kämpfe gegen den ›Reiben‹-Teil, damit er aufhört, und ich achte auch darauf, dass der ›Ängstlich‹-Teil nicht herauskommt.«

Schließlich stimmten beide Teile zu, zurückzutreten und uns mit dem »Ängstlich«-Teil arbeiten zu lassen. Als beide realisiert hatten, dass sie unabsichtlich den »Ängstlich«-Teil daran hinderten, die benötigte Hilfe und Heilung zu erhalten, gaben sie uns die Erlaubnis, mit dem Verbannten zu arbeiten.

»Ängstlich« erzählte uns von den Fieberschüben und dem Katheter, der im Krankenhaus in Amelias Harnröhre eingeführt worden war. Er berichtete von Amelias großer Angst und Unruhe, dass ihre Mama nicht mit ins Krankenzimmer durfte, weil sie am Tag der Operation krank war. Nachdem uns dieser Teil die ganze Geschichte erzählt hatte, gelang es Amelia, ihn wissen zu lassen, dass es ihr jetzt gut ginge und sie gesund sei. Alles, was von dem Erlebnis übrig geblieben war, sei eine Narbe.

In diesem Moment machte der »Verlegen«-Teil auf sich aufmerksam. Amelia hatte ihn ganz zu Anfang der Therapie identifiziert. Sie hörte konzentriert zu, als er ihr von sich erzählte.

»Er schämt sich für viele Sachen, besonders für die Art, wie ich spreche. (Amelia hatte eine leichte Sprachstörung und machte eine Sprachtherapie, die ihr bei der Aussprache von bestimmten Konsonanten helfen sollte.) Er zeigt sich plötzlich in der Schule. Er macht ein besonderes Geräusch, wenn er auftaucht. Es hört sich wie ›Wuuuuuu‹ an. Er lebt in Amelias Narbe. Er schämt sich für die Narbe. Er hat noch nie jemanden gesehen, der operiert wurde. Er spricht ein klein bisschen Spanisch.«

Nachdem sich dieser Teil angehört fühlte, war er willens, beiseitezutreten und uns zu erlauben, zu »Ängstlich« zurückzukehren. Dieser Teil war nun bereit, in die Gegenwart einzutreten und seine Last an Angst loszulassen. Ich führte Amelia durch diesen Prozess des Entlastens. Im nächsten Kapitel beschreibe ich das Entlasten ausführlich. Amelia hatte alle schlechten Gefühle im Magen gesammelt. Ich fragte sie, ob sie diese Gefühle in Wasser, Luft, Feuer oder Erde freisetzen wollte. Sie wollte sie in einem Feuer verbrennen. Sie entzündete in ihrer Fantasie ein Lagerfeuer und warf die schlechten Gefühle hinein.

Als das Feuer verloschen war, fragte ich: »Ist Asche übrig geblieben?«

»Ja, ein Häufchen«, erwiderte sie.

Sie wollte die Asche in einer Schachtel tief im Erdboden vergraben. Nach diesem Ritual fühlte sich der »Ängstlich«-Teil viel glücklicher und hatte nun viel mehr Energie, um Sport zu machen.

Ich hatte natürlich gehofft, das Entlasten dieses Verbannten würde die Polarität mildern und die Häufigkeit von Amelias Masturbation reduzieren. Obwohl es Phasen gab, in denen das auch der Fall war, wollte Amelia sich dennoch immer noch selbst befriedigen. Ihre Eltern waren verständlicherweise beunruhigt, wenn sie Haut und Gewebe so stark gereizt hatte, dass das Wasserlassen schmerzte. Es mag bei Amelia andere verbannte Teile gegeben haben, die sich noch nicht gezeigt hatten. Dennoch beschlossen Amelias Eltern, die Therapie zu beenden. Sie freuten sich zwar über ihr wachsendes Selbstbewusstsein, befürchteten jedoch auch, dass der direkte Fokus in der Therapie auf ihr Masturbieren das Problem noch vergrößerte.

Während ihrer anderthalbjährigen Therapie entwickelte Amelia sich zu einem selbstbewussten, wortgewandten Mädchen voller Selbsterkenntnis. Der »Schlagen«-Teil hörte auf, sie zu attackieren, und der »Verlegen«-Teil fühlte sich von Amelia umsorgt und entlastete seinen Schmerz. Die Polarisierung zwischen »Will reiben« und »Will nicht reiben« wurde jedoch nie aufgelöst.

Als Amelia und ich unsere letzte Sitzung hatten, sagte ich ihr, es tue mir sehr leid, dass ich es nicht geschafft hatte, ihr mehr mit dem Reiben-Problem zu helfen.

Sie antwortete: »Ich weiß, Lisa. Aber vergiss nicht, du hast mir beigebracht, mich um meine Persönlichkeitsteile zu kümmern, und ich werde das jetzt immer tun können.«

8 Teile entlasten
Juliana und Henry

SCHLÜSSELWÖRTER

Lasten:	die schmerzlichen Überzeugungen, Gefühle und körperlichen Empfindungen, die Teile annehmen und in sich tragen
Entlasten:	ein innerer Prozess, durch den sich ein Teil seiner Lasten entledigt
Bezeugen:	eine Methode, durch die zwei polarisierte Teile in der Gegenwart des Selbst voneinander erfahren
Herausholen aus der Vergangenheit:	der Prozess, in dem das Selbst des Patienten einen in der Vergangenheit feststeckenden Teil aus dieser schmerzlichen Erfahrung herausnimmt
Einladung:	die jedem Menschen innewohnende gesunde, kluge und mitfühlende Präsenz

Julianas therapeutische Arbeit ist ein berührendes Beispiel dafür, wie mithilfe des IFS-Protokolls tiefe Traurigkeit losgelassen werden kann. Juliana hat auffallend helle Haut, und mit ihrem langen schwarzen Haar als Kontrast sieht sie aus wie Schneewittchen. Ihre Persönlichkeit gleicht allerdings eher einer zeitgenössischen Prinzessin aus einem Disney-Film: entschlossen, eigensinnig und durch und durch bezaubernd.

Julianas Mutter Suzanne war zehn Jahre zuvor mit ihrem ersten Kind Jack zu Soho Parenting gekommen, um an einem Mutter-Kind-Programm teilzunehmen. Im Laufe der Jahre hatten Suzanne und ihr

Ehemann Scott regelmäßig Therapiesitzungen besucht, wenn sie Unterstützung und Hilfe benötigten, besonders hinsichtlich Suzannes nachfolgenden Schwangerschaften. Als sie mit Juliana schwanger war, hatte ihr Arzt ihr aufgrund von sehr hohem Blutdruck und Übelkeit Bettruhe verordnet. Es war eine belastende Zeit für die ganze Familie. Letztendlich kam Juliana als gesundes und temperamentvolles Mädchen auf die Welt, und die Lage beruhigte sich. Als Suzanne mit ihrem dritten Kind schwanger war und die gleichen medizinischen Probleme hatte wie zuvor, trafen wir uns und besprachen, wie wir Juliana und Jack helfen konnten, mit der nun begrenzten Zeit und Aufmerksamkeit seitens der Mutter umzugehen. Nach der Geburt ihres dritten Kindes Estee kehrte alles zur Normalität zurück, aber Suzanne fiel es sehr schwer, nach der Entbindung zu ihrer früheren Tagesform zurückzufinden. Sie hatte sich so sehr an die Bettruhe und das Alleinsein gewöhnt, dass ihr einst ausgefülltes und abwechslungsreiches Leben ihr nun Angst machte. Sie kämpfte mit Schwindel, Depressionen und Angst. Suzanne fing eine Einzeltherapie bei mir an. Die Kombination von Medikamenten, IFS und Zeit halfen ihr, ihre Kraft und sich selbst wiederzufinden. Juliana, die zu diesem Zeitpunkt sieben Jahre alt war, zeigte dagegen Symptome stark ausgeprägter Trennungsangst, Schlafstörungen, Wutausbrüche und eine Reihe somatischer Beschwerden. Trotz der liebevollen Unterstützung ihrer Eltern hatte der Familienstress der letzten anderthalb Jahre Juliana tief beeinträchtigt.

Julianas ausgeprägte Trennungsangst zeigte sich als großer Widerstand, zwei verschiedene sehr empfohlene Kinderpsychotherapeuten aufzusuchen. Am Ende ihres Lateins angekommen, überredeten Scott und Suzanne mich, Juliana mit jeweils einem von ihnen gemeinsam im Therapieraum zu behandeln. Auch ein besonderes Stofftier namens Mamagoogoo kam mit zu den Sitzungen. Eine große Sorge von Juliana war, Mamagoogoo zu verlieren, und sie sah ständig nach, ob sie sich in ihrer Nähe befand. Ihre Mutter berichtete, sie könne ohne ihr geliebtes Stofftier das Klassenzimmer nicht betreten. Ihre Schule habe dazu eine

Sondergenehmigung erteilen müssen. Zu Anfang der Therapie klammerte sich Juliana an Mamagoogoo und blieb an der Seite ihrer Mutter. Obwohl sie über ein großes Vokabular und ein sehr gutes Gedächtnis für Details verfügte, schien sie sich nicht bewusst an das vergangene schwere Jahr zu erinnern, noch wollte sie darüber reden. Jeder Versuch ihrer Mutter oder meinerseits, ihre Sorgen in den Kontext dieses schwierigen Erlebnisses zu setzen, rief Nervosität hervor: entweder wechselte Juliana sofort das Thema, oder sie wechselte zu einer anderen körperlichen Aktivität. Die Vorstellung des Konzepts von Teilen ermöglichte es ihr, auf angenehmere Weise mit ihrer Unruhe zu arbeiten.

Nachdem ich erklärt hatte, dass Teile verschiedene Gefühle, Vorstellungen und sogar körperliche Eigenschaften hatten, fragte ich Juliana, ob sie eine Karte ihrer Teile erstellen wolle. Juliana war einverstanden und zeichnete ihr Gehirn mit verschnörkelten Linien. Ihren »Sorge«-Teil setzte sie mitten hinein. Der Teil »Vermisse Mama« wohnte in ihrem Herzen. Der Ansatz, ihre Teile als Körperkarte zu externalisieren, machte es für Juliana möglich, sie in Dienst zu nehmen, ohne dass sie sie überwältigten. (Bild 8.1) Ihre Neugier und Kreativität, beides Eigenschaften des Selbst, waren sofort offensichtlich.

Juliana benutzte Knete ebenfalls mit Begeisterung und formte den Teil »Vermisse Mama« als Herz. Während Percy seine Augen zumachen und einen inneren Dialog mit seinen Teilen beginnen konnte, flüsterte Juliana ihre Fragen gerne ihren Teilen zu und hörte dann ihren Antworten zu. Sie benutzte auch sehr gerne eine Sammlung an Plastiktieren, Feen, Drachen und einen kleinen Zen-Sandkasten, um ihre Teile zu externalisieren.

Mehrere Wochen lang stellte Juliana eine Szene nach, in der es eine Feen-Mutter, zwei Feen-Töchter, eine Muschel mit vergiftetem Sand, einen Drachen und einen Vater namens König Zeus gab. (Bild 8.2) Die älteste Tochter war die Hauptfigur und Erzählerin der Geschichte. Jede Woche wurde die Feen-Mutter krank, der Sand aus der Muschel ergoss sich über ihren ganzen Körper und vergiftete sie. Die Feen-Mutter konnte nur durch eine weitere Dosis des Sandes wiederbelebt werden, der nun als Gegenmittel fungierte. Ich konnte anmerken, dass dies ein wenig so wie bei der Krankheit ihrer Mutter war – das Baby im Bauch machte sie krank und durch die Geburt des Babys wurde sie gesund. Zum ersten Mal schien Juliana die Verbindung zwischen ihrem Spiel und dem tatsächlichen Erlebnis zu tolerieren und sogar stumm zu bestätigen.

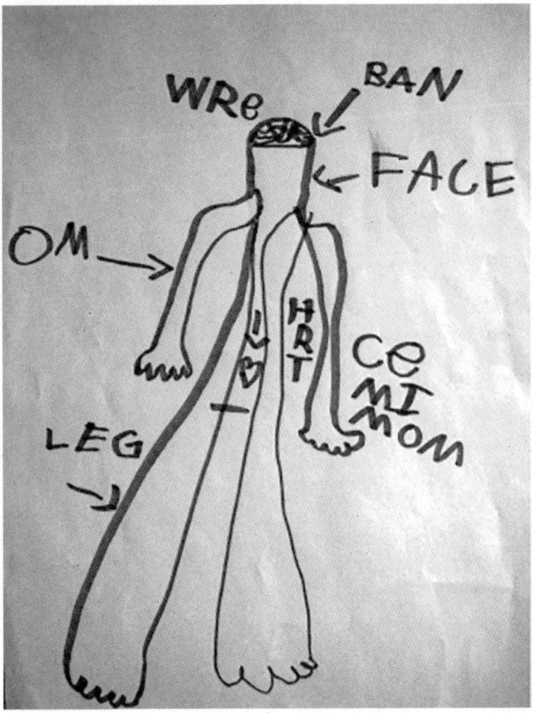

Bild 8.1: Julianas Körperkarte

Die älteste Feen-Tochter repräsentierte Julianas jüngeren Teil, der die Krankheit der Mutter miterlebt hatte. Wir erfuhren, dass dieses Mädchen – oder dieser Teil – von Sorge über die Krankheit der Mutter geplagt war. Eine ihrer Ängste war, sie müsse die Rolle als Matriarchin der Familie übernehmen, sollte die Mutter sterben. Dieser Teil zeigte auch Interesse daran, den

Vater für sich allein zu haben. Die Spiel-Wochen gaben Juliana Zeit, eine Verbindung zu allen Aspekten der Erfahrung dieses Teils aufzubauen und sie zu bezeugen. Juliana schien ihren vierjährigen Teil in der Form dieses Feen-Mädchens wirklich zu verstehen und Mitgefühl für ihn zu empfinden.

Während diese Art von Spiel die Grundzutat fast jeder Spieltherapie ist, fügt das IFS-Protokoll einige interessante Elemente hinzu, die, so glaube ich, zu einer rapiden Verbesserung von Julianas Symptomatik führten. Entlasten ist ein wichtiger Aspekt der IFS-Therapie. Nachdem das Selbst Zeuge des Teils ist, einschließlich aller empfundenen Emotionen, beobachteten Überzeugungen und körperlichen Manifestationen dieses Erlebnisses, ist ein Teil oft bereit, die Vergangenheit hinter sich zu lassen und die Gegenwart zu betreten. Teile haben meist starke Gefühle dazu, wo sie im Hier und Jetzt sein wollen. Manche möchten im Herzen des Patienten sein, andere lieber in dessen Haus, und wieder andere entscheiden sich für die Natur.

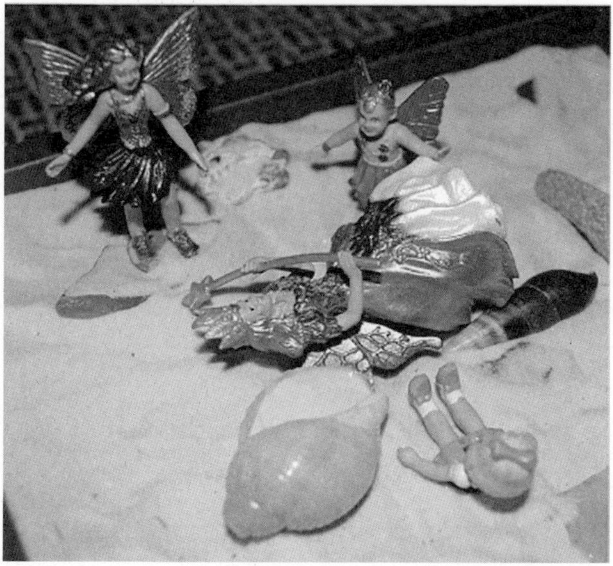

Bild 8.2: Julianas Teile im Sandkasten

Ist der Teil ganz und gar in der Gegenwart geerdet, fragt man ihn, ob er bereit ist, seine Last loszulassen. Stimmt er zu, dann fragt der Therapeut die Patientin, wo sich dieser Teil im Körper befindet und leitet sie an, so viel von der Last zu sammeln, wie sie finden kann. Dann soll die Patientin entscheiden, in welches der Elemente (Luft, Feuer, Erde oder Wasser) oder auf welche andere Weise sie die Last freisetzen möchte. Das Selbst verbleibt bei dem Teil, während sie die mit dieser Last verbundenen Überzeugungen, Gefühle und körperlichen Empfindungen loslässt. Nachdem sich der Teil vollständig fühlt und es einen größeren inneren Raum gibt, bittet man den Teil, andere Eigenschaften, Gefühle oder Bilder einzuladen, die ihm in Zukunft helfen werden. Das nennt man Einladung.

Entlasten mag sich wie neumodischer Hokuspokus anhören, und Sie sind vielleicht gerade skeptisch. Ich hatte selbst Zweifel, als ich anfing, mehr über diesen Aspekt des Protokolls zu lernen. Aber das Probieren des Entlasten-Prozesses geht über dessen Studieren. Jeder, der ein Entlasten erlebt hat, wird die innere Veränderung bestätigen, die dadurch eingeleitet wurde.

Nachfolgend finden Sie ein Beispiel für das Entlasten eines meiner Teile, das meinen Gefühlszustand vor und nach diesem Prozess veranschaulicht. Lange fühlte ich mich schuldig, meinen 18 Monate jüngeren Bruder in den Schatten zu stellen. Ich habe in Form von Gesprächstherapie an diesem Problem gearbeitet und sogar EMDR versucht. Aber erst seitdem ich mit diesem »Schuldig«-Teil in der IFS-Therapie gearbeitet und ihn entlastet habe, fühle ich mich ausgeglichen. Ich empfinde Mitgefühl für mein jüngeres Selbst und keine Schuld mehr.

Nachdem der »Schuldig«-Teil ganz und gar von meinem Selbst mit der Hilfe meiner Therapeutin bezeugt wurde, wollte er seine Last durch schwarzen Rauch freisetzen, der von meinem Herzen und meiner Lunge in den Himmel emporstieg. Es dauerte recht lange, circa 20 Minuten, bis er, wie Rauch aus einem Schornstein, aufgestiegen war. Meine Therapeutin riet zur Geduld, da ich diese Last so lange in mir getragen hatte. Als sich endlich aller Rauch aufgelöst hatte, wollte der Teil Liebe, Zufriedenheit und Licht einladen. Nach der Sitzung und bis zum heutigen Tag fühle ich mich befreit. Mein Herz trägt keine Schuld und mein Geist führt keine negativen Selbstgespräche mehr. Der IFS-Prozess des Entlastens beseitigte etwas aus meiner Psyche – keine andere Therapieform hatte das vermocht.

Julianas Entlasten spielte sich folgendermaßen ab: Nachdem sie die kleine Fee beruhigt und getröstet hatte, bat ich sie, zu sehen, ob die Geschichte vollständig war. Die kleine Fee antwortete, sie habe alles gesagt, was sie sagen wollte. Ich bat Juliana, sie zu fragen, ob sie nun bereit sei, das Feenland jener Zeit zu verlassen. Ihre Antwort lautete, sie sei bereit, aber sie wolle die Feen-Königin, die kleine Schwester, den bunten Drachen, König Zeus und natürlich die Muschel mitnehmen. Juliana sammelte alle Figuren im Arm auf und hielt sie vorsichtig, während sie den Sand im Sandkasten glättete. Sie setzte sie mit großer Vorsicht wieder ab und bildete mit ihnen einen Kreis.

»Frag das Feen-Mädchen, ob sie bereit ist, all ihre Angst über die Krankheit der Königin und die Sorge darüber loszulassen, dass sie nun die Verantwortung übernehmen müsste, obwohl sie so klein ist«, ermunterte ich sie.

»Sie ist bereit!«, meinte Juliana triumphierend.

»Frag sie doch bitte, wo sie im Körper alle diese Gefühle und Überzeugungen trägt.«

»Sie sind im Bauch und im Brustkorb, in der Nähe des Herzens«, erwiderte Juliana ernsthaft.

»Möchte sie sie in Luft, Feuer oder Wasser loslassen oder sie in der Erde begraben?«, fragte ich.

»Sie möchte sie in die Luft loslassen, indem sie den Sand streut.«

Juliana schien fasziniert, als sie eine Handvoll Sand aufnahm und ihn langsam in den Sandkasten rieseln ließ.

»Schau nach, ob alle Angst und Sorge aus dem Körper des kleinen Mädchens verschwunden sind«, leitete ich sie an, um zu überprüfen, ob der Prozess des Entlastens abgeschlossen war.

Juliana schloss die Augen und war einen Moment lang still. Dann öffnete sie sie weit und sagte ein wenig überrascht: »Da ist noch ein bisschen mehr drin.«

Sie nahm sich mehr Zeit, verstreute mehr Sand und sagte dann: »Jetzt ist alles weg.«

Alles, was nun noch zu tun blieb, war der letzte Teil des IFS-Entlastungs-Protokolls: die Einladung.

»Juliana, jetzt, nachdem das Feen-Mädchen alle diese Gefühle losgelassen hat, frag sie doch bitte, welche Dinge sie in Körper und Geist bringen möchte, die gut für sie wären«, leitete ich Juliana in diesem nächsten Schritt an.

»Hm«, dachte sie nach. »Sie will, dass Liebe und Mut und Sonnenschein hineinkommen.«

»Sehr schön. Hilf ihr, genau das zu tun. Hilf ihr, Mut und Liebe und Sonnenschein einzuatmen.«

Juliana hielt das kleine Feen-Mädchen, atmete mit geschlossenen Augen tief ein und ließ diese positiven Eigenschaften in den inneren Raum hinein, der nun offen dafür war.

»Okay, Lisa, sie hat sie bekommen!«, sagte sie und lächelte strahlend.

»Wie fühlt sie sich jetzt?«, wollte ich wissen.

»Ihr geht es großartig!«, antwortete Juliana und freute sich. »Sie tanzt!«

Scott und Suzanne berichteten von vielen Veränderungen in Julianas Verhalten nach dieser Phase der Therapie. Nachfolgend finden Sie einen Auszug aus der E-Mail von Scott zu Thanksgiving:

Während ich heute darüber nachdenke, wofür ich dankbar bin, sehe ich voller Staunen, wo Juliana heute steht im Vergleich zu vor einem Jahr. Und ich möchte, dass Sie wissen, welch wesentliche Rolle Sie dabei gespielt haben, ihr zu helfen, zu heilen und wieder sie selbst zu werden. Juliana ist heute fröhlich und auffallend stark, abenteuerlustig und viel, viel mehr. Sie nahm kürzlich an einer Schulaufführung (!) teil, sie lässt Mamagoogoo die meiste Zeit über in ihrem Spind, sie liest und macht voller Begeisterung Mathe. Und sie ist schon ganz aufgeregt, dass sie in Brooklyn Skateboard-Unterricht bekommen wird. Mit Ihrer Hilfe und der enormen Unterstützung ihrer Lehrer probiert Juliana nun mit großem Vergnügen neue Sachen aus (einschließlich des heutigen Truthahns!).

Julianas Fähigkeit, eine Verbindung zu jüngeren verletzten Teilen herzustellen und sie zu entlasten, hat ihr Erfahren der Welt dramatisch verändert. Ihr natürlicher Humor, ihre Resilienz und ihre Abenteuerlust, die alle unter Sorge und Traurigkeit begraben waren, erobern nun die Welt im Sturm.

***

Henry ist ein siebenjähriger Junge, der an elektivem Mutismus und Angststörungen leidet. Er sieht wie ein lieber kleiner Bär aus; man würde ihn am liebsten einfach nur in den Arm nehmen. Seine Eltern kontaktierten mich nach einigen Therapie-Versuchen mit einem Programm zum elektiven Mutismus und einer Reihe verschiedener Medikamente. Keine der Interventionen half Henry, außerhalb seines Zuhauses zu sprechen. Er sprach nicht in der Schule, nicht im Feriencamp, nicht in der Öffentlichkeit. Er flüsterte mit Lehrerinnen und einigen wenigen auserwählten Gleichaltrigen. Zu Hause war Henry eine Plaudertasche. Seinen Eltern fiel sein elektiver Mutismus zunächst im Kindergarten auf. Er verstärkte sich mit zunehmendem Alter. Henry neigte zu Hause zu Wutanfällen und litt unter lähmender Angst vor dem Einschlafen, den Hausaufgaben und der Teilnahme an Aktivitäten wie etwa Schwimmen und Kinobesuchen. Ich betonte seinen Eltern gegenüber, dass ich versuchen würde, seine innere Familie zu verstehen, statt direkt mit seinem Mutismus zu arbeiten. Diese innere Familie erlaubte oder verbot Henry, seine Stimme zu benutzen.

Henry, der zu Beginn seiner Therapie vollständig stumm war, war auf andere Art und Weise sehr ausdrucksstark. Er schrieb, malte, gestikulierte und setzte Mimik ein, und ich vergaß oft, dass er nicht sprach. Er war sehr erleichtert, dass ich nicht darauf bestand, dass er während der Therapie sprach. Ich erklärte ihm, dass ich gerne erfahren würde, was seine verschiedenen Teile vom Sprechen hielten, und versicherte ihm, er könne sich so ausdrücken, wie er wollte. Henry benutzte eine Körperkarte, um viele seiner Teile zu identifizieren. (Bild 8.3) Er zeichnete, wo sie sich in seinem Körper befanden und wie sie hießen: »Fuchsteufelswild«, »Unterer Fuchsteufelswild«, »Verärgert«, »Sprechen«, »Nicht sprechen«, »Flüstern«, »Glücklich«, »Das Baby«, »Wütend«, »Schüchtern«, »Ängstlich«, »Müde« und »Verlegen«. Anfänglich benutzte er Autos, um diese Teile zu repräsentieren, und ließ sie zusammenstoßen. Die Teile, die nicht wollten, dass er sprach, gewannen jedes Mal.

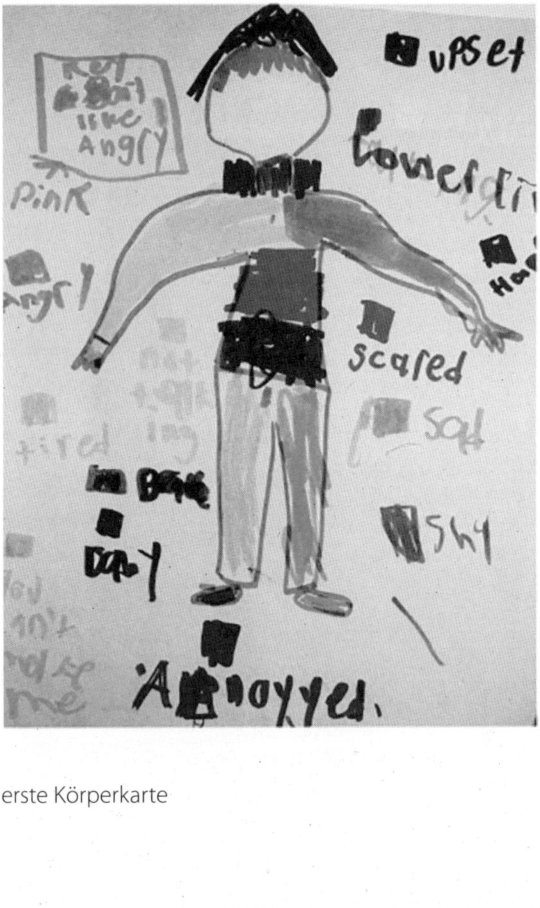

Bild 8.3: Henrys erste Körperkarte

Wir entwickelten unser eigenes System des IFS-Protokolls, indem wir »Daumen hoch«, »Daumen runter« und »Daumen Mitte« als Antwort auf die Frage »Was empfindest du diesem Teil gegenüber?« benutzten. Wir erfuhren sehr viel darüber, was »Fuchsteufelswild« außer sich geraten und was »Verlegen« sich schlecht fühlen ließ. Henry interessierte sich sehr dafür, dass so viele Teile in seinem Hals wohnten und dass »Sprechen« von einer Reihe anderer Teile überwältigt wurde, die Sprechen für keine gute Idee hielten.

»Wusstest du das vorher?«, fragte ich ihn.

Henry schüttelte den Kopf. Er nahm sein Klemmbrett und schrieb, es gebe Teile, die Angst davor hätten, zu viel zu sprechen, und andere Teile, die sich davor fürchteten, verlegen zu sein.

Manchmal setzte Henry Dinosaurier und Plastikfiguren als Repräsentationen von Teilen ein und wir »sprachen« mit ihnen. Er suchte sich ein kleines Plastikbaby für seinen »Baby«-Teil aus. Ganz zu Anfang der Therapie willigte Henry ein, mit dem »Baby« zu arbeiten. Er beschrieb das Baby als traurig und wütend, weil es den Schnuller nicht mochte. Er gestikulierte, dass der Schnuller wieder und wieder in den Mund des Babys zurückgedrückt wurde und es dann die Lippen zusammenkniff und weinte.

Henry war einverstanden, dass ich mit seinen Eltern über diese Erinnerungen sprach. Er hatte das erste halbe Jahr seines Lebens viel geschrien. Es war auffällig, dass er den Schnuller verweigerte, während seine älteren Geschwister ihn als großen Trost empfunden hatten. Seine Eltern hatten es eine Zeit lang mit dem Schnuller versucht, aber da Henry ihn immer wieder ablehnte, gaben sie auf. Wichtig hierbei ist, dass IFS-Therapeuten und -Therapeutinnen nicht an der »Wirklichkeit per se« interessiert sind, sondern an der Erfahrung von Teilen. Einige dieser Erfahrungen mögen sich in wirklichen Ereignissen abbilden, andere vielleicht nicht. Auch wenn Henrys Eltern seinen Schnuller in seiner Babyzeit als eine Randerscheinung betrachteten, spielte er für Henry die Hauptrolle. Es ist die Wahrheit der Erfahrung eines Teils, die zählt. Wenn Sie den Teilen helfen können, eine Verbindung zum Selbst aufzubauen, und wenn es gelingt, verletzte oder verbannte Teile zu entlasten, profitiert das gesamte innere Familiensystem.

Nachdem sich Henry über »Baby« mitgeteilt hatte, vermied er es einige Monate lang, mit diesem Teil zu arbeiten. Ich respektierte, dass seine Beschützer noch nicht bereit waren, dem »Baby« die Erlaubnis zu geben, mehr zu sprechen. Henrys Vertrauen in den IFS-Prozess wuchs, nachdem er mit »Ängstlich« gearbeitet hatte. »Ängstlich« hatte Angst vor dem Schwimmen. Henry tröstete diesen Teil in seiner Fantasie mit warmen Handtüchern und Eis und willigte ein, dies auch während seiner Schwimmstunde im Freizeitlager auszuprobieren. Er war sehr froh, sich jetzt im Pool wohler zu fühlen, und bestand schließlich sein Schwimmabzeichen im Tieftauchen. Noch viele Monate später trug er dieses Schwimmabzeichen als Zeichen seiner Leistung. Er hatte nun gesehen, wie die Arbeit mit Teilen ihm bei seinem Schwimm-Problem half, und war offener für meinen Vorschlag, noch einmal zu versuchen, »Baby« zu helfen.

Henry legte die Baby-Figur vor sich auf den Boden.

»Okay, Henry, steht dieser kleine Mann für deinen ›Baby‹-Teil?«, fragte ich ihn.

Henry nickte.

»Dann sieh doch im und um deinen Körper herum nach, wo du ›Baby‹ fühlst«, forderte ich ihn auf.

Henry machte die Augen zu, öffnete sie dann wieder. Er sah mich an und zeigte auf seinen Bauch.

»Sehr gut. Lass ›Baby‹ wissen, dass du ihn in deinem Bauch fühlst. Du kannst auch deine Hand auf den Bauch legen und es ihm so zeigen.«

Henry machte die Augen wieder zu und war sehr still. Er betrieb Einsicht mit seinen Teilen, er ging nach innen, sprach mit dem Teil und fühlte ihn in seinem Inneren. Die Baby-Figur hatte als anfängliche Externalisierung gedient, aber er war schnell zum Einsicht-Prozess übergewechselt. Er öffnete die Augen und bestätigte mit einem Kopfnicken, dass er genau das getan hatte.

»Was empfindest du dem ›Baby‹-Teil gegenüber, Henry?«, fragte ich.

Er gestikulierte »Daumen runter« und zog eine Grimasse.

»In Ordnung. Schau nach innen, ob du den Teil finden kannst, der ›Daumen runter‹ zum ›Baby‹ sagt«, führte ich ihn durch das IFS-Protokoll.

Henry zeigte auf »Unterer Fuchsteufelswild« auf seiner Körperkarte.

»Das ist toll, dass du das weißt! Frag doch bitte ›Unterer Fuchsteufelswild‹, ob er vielleicht beiseitetreten mag, damit wir mit ›Baby‹ arbeiten können.«

Henry nickte, lächelte und zeigte auf den Stuhl auf der anderen Seite des Zimmers.

»Sehr schön. Wird sich ›Unterer Fuchsteufelswild‹ dort hinsetzen?«

Er nickte ein Ja.

»Bitte vergiss nicht, ›Unterer Fuchsteufelswild‹ für seine Mitarbeit zu danken. Was empfindest du jetzt ›Baby‹ gegenüber?«

Henry signalisierte »Daumen Mitte«.

»Hm«, sagte ich. »Schau mal nach, wer ›Daumen Mitte‹ dem ›Baby‹-gegenüber empfindet.«

Henry benutzte wieder seine Körperkarte und wies auf den »Verärgert«-Teil.

»Gut. Es ist also ›Verärgert‹. Lass uns sehen, ob er beiseitetritt und nicht eingreift, während wir eine Verbindung zu ›Baby‹ suchen und ihm helfen.«

Meine fröhliche Begrüßung aller Teile, die Henry begegneten, sendete implizit die Botschaft, dass *alle* Teile willkommen sind – das ist die Grundlage des IFS-Modells nach Schwartz.

Wir wiederholten die oben beschriebenen Schritte, und »Verärgert« war willens, sich neben »Unterer Fuchsteufelswild« zu setzen. Ich versicherte Henry, dass die beiden es ihn wissen lassen konnten, wenn sie während unserer Arbeit mit »Baby« etwas sagen wollten. Wir würden dann versuchen, herauszufinden, was sie störte. Wenn Teile fühlen, dass sie berücksichtigt und angehört werden, fällt es ihnen viel leichter, einen Schritt zurückzutreten und die Erlaubnis zu erteilen, mit anderen verletzten Teilen zu arbeiten.

»Sieh jetzt noch einmal nach«, bat ich Henry.

Er signalisierte »Daumen hoch« und lächelte.

»Fantastisch. Lass ›Baby‹ nun wissen, dass du ›Daumen hoch‹ für ihn empfindest. Schau, ob er dich hört und weiß, du, Henry, bist hier«, sagte ich.

Henry schrieb auf sein Klemmbrett, dass der Teil wusste, Henry war hier, und dass er Henrys ›Daumen hoch‹ ihm gegenüber verstand.

»Toll, frag ›Baby‹ bitte, was er möchte, dass du über ihn erfährst.«

Das ist die Phase des Bezeugens im IFS-Modell. Henry schloss die Augen und schien einige Minuten lang tief in Gedanken versunken. Als er die Augen wieder aufmachte, griff er nach dem Klemmbrett und Filzstiften und schrieb: »Er hasst den Schnuller. Er wird wütend, wenn er ihn benutzen soll.«

»Und verstehst du das?«

Henry nickte heftig.

»Dann lass ihn wissen, dass du das vollkommen verstehst, und sag ihm, dass er dir mehr erzählen kann.«

»Hab ich, aber es hilft ihm nicht«, schrieb Henry.

»Frag ihn, was ihm hilft.«

Henry gestikulierte das Wiegen des Babys.

»Okay, Henry, kannst du das für ›Baby‹ tun? Kannst du ihn wiegen?«

Ich hatte Tränen in den Augen, als ich diesen kleinen Bären von einem Jungen beim Wiegen seines eigenen »Babys« beobachtete. Sein Gesichtsausdruck wurde heiterer.

»Wie gefällt ihm das?«, wollte ich wissen.

Henrys Augen strahlten, und er lächelte mich warmherzig an.

»An deinem Gesicht kann ich sehen, dass er es wirklich genießt, wenn du ihn wiegst. Frag ihn doch jetzt, ob er dir noch irgendetwas anderes über diese Zeit in seinem Leben erzählen möchte.«

Henry machte die Augen zu, entspannte seine Arme und schüttelte den Kopf.

»Schau, ob er bereit ist, diesen Ort und diese Zeit jetzt zu verlassen und zu dir zu kommen.«

Heftiges Nicken.

»Frag ihn bitte, ob er bereit ist, alle schlechten Gefühle freizusetzen, die er über den Schnuller hat.«

Ein weiteres heftiges Nicken.

»Sehr gut. Schau, wo er im Körper alle diese Emotionen, Vorstellungen und Gefühle hat.«

Henry legte noch einmal die Hand auf den Bauch.

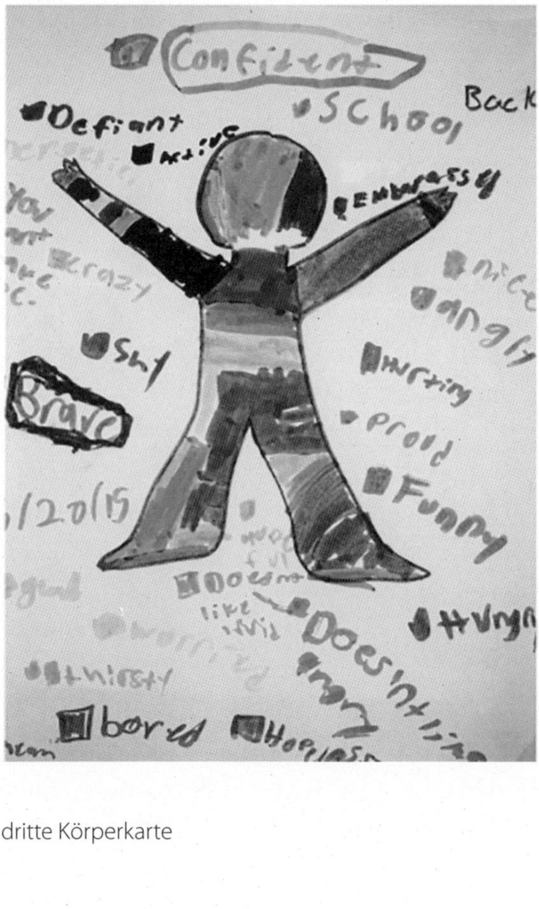

Bild 8.4: Henrys dritte Körperkarte

»Frag ihn, ob er diese Gefühle in die Luft entlassen will oder ob er lieber Wasser oder Feuer benutzen möchte. Oder vielleicht will er sie ja auch in der Erde begraben oder ›Baby‹ will sie ganz anders loslassen.«

Henry nahm das Klemmbrett. »Sie begraben«, schrieb er.

»Gut, dann richte ihm einen Ort ein, wo er diese Emotionen begraben kann, und hilf ihm, alle diese Gefühle im Bauch loszulassen. Bleib bei ihm, bis sie alle begraben sind.«

Er schloss die Augen, seine Hand lag eine Zeit lang auf dem Bauch.

Dann griff er nach dem Klemmbrett und notierte: »Sie sind alle weg!«

Als ich ihn fragte, was er einladen wollte, schrieb er: »Sich gut fühlen und Glück.« Als er diese guten Gefühle eingeladen hatte, bat ich ihn, nach »Baby« zu sehen. Seine schriftliche Antwort lautete, dass sich »Baby« »entspannt und glücklich« fühlte.

Natürlich hatte ich gehofft, dies wäre ein Aha-Moment und wir könnten das Problem mit dem Entlasten des »Baby«-Teils lösen. Ein solches Wunder gab es nicht für Henry, aber seine Fähigkeit, diesen Teil zu entlasten und eine Verbindung zu den anderen Teilen aufzubauen, half ihm, mehr in der Öffentlichkeit zu sprechen, während meiner Therapie mit mir im Flüsterton zu erzählen und zu Hause weniger reaktiv und aufgebracht zu sein, trotz aller Schwierigkeiten. Alle paar Monate erstellte Henry eine neue Körperkarte, um zu sehen, was sich verändert hat und was gleich geblieben war.

»Schau nach innen, Henry, und sieh, ob es neue Teile gibt, die seit deiner letzten Körperkarte geboren wurden«, sagte ich.

Henry machte die Augen einige Minuten lang zu und legte den Kopf gegen das Sofa. Als er sie wieder öffnete, lachte er und seine reizenden Grübchen waren zu sehen.

»Ja, da ist ein neuer Teil«, rief er in seiner Flüsterstimme aus.

Er griff nach lila und schwarzem Filzstift und malte einen großen Umriss. (Bild 8.4)

»Na, verrätst du mir seinen Namen?«

Mit strahlenden Augen, voller Stolz und mit einem lauten Flüstern verkündete er: »Er heißt ›Mutig‹!«.

9 IFS und Elterntherapie

SCHLÜSSELWÖRTER

Eigenschaften des Selbst:	Mitgefühl, Mut, Kreativität, Fürsorge, Verbundenheit, Klarheit, Neugier, Geduld, Beharrlichkeit, Gegenwärtigkeit, Perspektive, Verspieltheit
Kehrtwende:	ein Richtungswechsel, bei dem man sich nicht auf das Verhalten eines anderen, sondern auf die eigenen Teile konzentriert
Polarisierte Eltern-Teile:	ein elterlicher Beschützer-Teil, der im Konflikt mit einem kindlichen Beschützer oder Verbannten steht
Familien-Führung:	die Eigenschaften des Selbst benutzen, um die innere Familie zu leiten
Für einen Teil sprechen:	wenn das Selbst die Gefühle oder Überzeugungen eines Teils wiedergibt, statt direkt vom aktivierten Teil selbst her zu sprechen
Selbst-geleitet	wenn ein Mensch die Fähigkeit hat, seine eigenen Teile und die anderer aus einer klugen und geerdeten emotionalen Perspektive zu hören, zu verstehen, anzuerkennen und wertzuschätzen

Der Pixar-Film *Alles steht Kopf* aus dem Jahr 2015 ist eine bravouröse Animation der inneren Welt von Kindern und Erwachsenen. Er haucht dem Konzept von Teilen auf bewegende, humorvolle und leicht verständliche Weise Leben ein. Der Erfolg dieses Films hat das Konzept von inneren Teilen populär gemacht. Aber auch vor *Alles steht Kopf* war das Gespräch mit Eltern über die Persönlichkeitsteile ihrer Kinder und ihrer selbst für Väter und Mütter sehr hilfreich, um ihren Kindern und sich selbst nuancierter und mit mehr Mitgefühl zu begegnen. Die Vermittlung und die Anwendung des IFS-Protokolls in Sitzungen mit Eltern hilft Familien dabei, sich von negativen Mustern weg- und auf ein gesünderes Funktionieren innerhalb der Familie zuzubewegen.

Melanie bat um meine Hilfe wegen der Wutanfälle ihres siebenjährigen Sohns Mattie. Nachdem ich einige Beispiele gehört hatte, war klar, dass es nicht nur Mattie war, der Wutanfälle hatte.

»Ich habe Mattie also gebeten, den iPad dieses Wochenende wegzulegen. Ich habe nett darum gebeten. Er hat mich ignoriert. Also habe ich ihn noch einmal nett gebeten. Er hat mich weiterhin ignoriert. Dann habe ich ihm angedroht, ihm den iPad für den Tag wegzunehmen, wenn er ihn mir nicht gibt. Er ist ausgerastet. Er hat mich beschimpft, verflucht, gesagt, er hasst mich, und ist dann aus dem Zimmer gerannt.«

»Und was ist dann passiert?«, fragte ich.

»Ich bin hinter ihm hergerannt und wir haben beide am iPad gezerrt. Er hat mir in den Bauch getreten. Dann, und dafür schäme ich mich jetzt, bin ich ausgerastet und habe ihn angeschrien und ihn in sein Zimmer geschubst. Und Dinge gesagt, die keine Mutter zu ihrem Kind sagen sollte.«

»Ich weiß, es ist schrecklich, wenn wir mit unseren Kindern die Kontrolle verlieren. Es hört sich für mich so an, als ob sowohl Sie selbst als auch Mattie Teile haben, die wütend werden und außer Kontrolle geraten«, antwortete ich.

»Ich bin eigentlich hierhergekommen, um über *sein* Verhalten zu reden, aber ich denke, dass mein eigenes Verhalten auch schrecklich ist.« Melanie seufzte. »Ich fühle mich so hilflos.«

»Ich kenne dieses Gefühl gut. Mutter zu sein lehrt uns Demut. Ich sehe einen Teil von Ihnen, der sich hilflos fühlt, und einen anderen, der sehr wütend wird. Stimmt das?«

»Das kommt hin. Wenn Mattie mich zu sehr reizt, verliere ich die Kontrolle und fühle mich hinterher *so* schuldig.«

»Es gibt also verschiedene Teile, die in Aufruhr versetzt werden. Da ist ein ›Hilflos‹-Teil, ein ›Wütend‹-Teil und ein ›Schuldig‹-Teil«, erwiderte ich und gliederte die Teile für Melanie auf. »Wir kommen gleich zu ihnen zurück. Ich frage mich, ob es bei Ihnen noch irgendwelche anderen Teile gibt, die bei Mattie in Erscheinung treten.«

»Ja, selbstverständlich. Ich habe einen albernen Teil, einen mütterlichen, beschützenden Teil …« Melanie hielt inne und dachte nach. »Stolz, ungeduldig, liebevoll – ich kann noch viele weitere aufzählen, wenn ich darüber auf diese Weise nachdenke. Und das Gleiche trifft auf Mattie zu. Er hat einen albernen Teil und einen logischen Teil und einen abenteuerlustigen Teil. Es hilft schon, die Situation so zu betrachten«, meinte Melanie. Sie hatte schnell die Fachsprache von Teilen angenommen.

»Das ist sehr gut. Sie haben verstanden, worum es geht. Ich habe festgestellt, dass meine eigene Arbeit mit meinen reaktiven Teilen mir hilft, bei meinen Kindern die Ruhe zu bewahren. Was halten Sie davon, Ihren wütenden Teil kennenzulernen, bevor wir darüber nachdenken, wie wir Mattie mit seinem wütenden Teil helfen können?«, fragte ich.

Im IFS-Paartherapie-Buch *You Are the One You've Been Waiting For* (Schwartz 2008) erklärt Richard Schwartz, wie man den Fokus auf die eigenen Reaktionen statt auf das Verhalten der anderen Person richtet. Toni Herbine-Blank (Herbine-Blank, Kerpelman & Sweezy 2015) nennt dies eine radikale Kehrtwende. Das aufmerksame Betrachten der Beziehung zu den eigenen inneren Anteilen ist der Ausgangspunkt für jedwede Veränderung in den Beziehungen zu anderen. Das trifft auch auf die Elterntherapie zu.

Melanie war bereit, sich zuerst auf sich selbst zu konzentrieren. Ich bat sie, es sich so bequem wie möglich zu machen, die Augen zu schließen und sich auf die Erinnerung an die iPad-Szene zu konzentrieren. Dann benutzte ich die ersten Schritte des IFS-Protokolls und bat sie, sich auf ihren Körper zu fokussieren, auf sämtliche Bilder, die aufkommen, und jedes gesprochene Wort, das sie in ihrem Kopf hören würde.

Melanie berichtete, sie fühle angespannte Fäuste und zusammengebissene Zähne. Sie sah sich selbst als »Bärin« – wild und bedrohlich.

»Das Bild sieht ein wenig wie ein großer Bär mit *meinem* Kopf aus!«, lachte sie.

Als ich sie fragte, was sie diesem Teil gegenüber empfand, hatte sie viele Reaktionen. Sie war belustigt und es gab Teile, die die »Bärin« kritisch betrachteten und Angst vor ihr hatten. Sie konnte diese Teile schließlich bitten, beiseitezutreten. Dann empfand sie Mitgefühl mit der »Bärin«, die ihr sagte, sie sei da, um sie zu beschützen. Wenn Mattie unangemessene Verhaltensweisen zeigte, käme sie, um ihn durch Einschüchterung davon abzuhalten.

»Klingt das für Sie einleuchtend?«, fragte ich Melanie.

»Ja«, antwortete sie. »Die Bärin will nur helfen.«

Die »Bärin« sagte auch, dass sie schon sehr lange bei Melanie war. Sie sei der Teil, der wirklich wütend wurde, als Melanie im Teenager-Alter war und ihre Mutter zu viel trank. Sie versuchte, ihre Mutter durch Einschüchterung vom Trinken abzuhalten.

Das stellte einen berührenden Moment für Melanie dar, und sie empfand sehr viel Dankbarkeit für die beschützende »Bärin«. Dieser Teil von ihr wollte Mattie nicht wirklich Angst machen. Er wusste einfach nicht, was er anders machen sollte. Ich fragte Melanie, ob Folgendes in Ordnung wäre: Wenn sie bemerkte, dass die »Bärin« in Erscheinung trat, wenn sie die Zähne zusammenbiss und Fäuste machte, sollte sie die »Bärin« daran erinnern, dass *sie selbst* jetzt da war und Mattie Grenzen setzen würde. Der »Bärin«-Teil schien erleichtert, die Situation nicht länger meistern zu müssen.

Melanie und ich sprachen darüber, wie wir Mattie das Konzept von Teilen vermitteln konnten. Sie meinte instinktiv, er würde »es verstehen«. Ich empfahl ihr das Buch *Die 1–2-3-Methode für Eltern: Konsequent fördern und zum Lernen motivieren* von Thomas Phelan (Phelan 2005) und bat sie, es vor unserer nächsten Sitzung zu lesen. Dieses Buch bietet eine übersichtliche Methode zum Setzen von Grenzen und zur positiven

Bestärkung und ist sehr amüsant und pragmatisch geschrieben. Phelans Strategien scheinen Eltern zu helfen, entweder auf ihre Selbst-Energie oder ihre erwachsenen Teile zuzugreifen, die klar, beständig und liebevoll sind. Am Ende der Sitzung fühlte Melanie sich besser in der Lage, mit Matties Wutanfällen umzugehen, ohne selbst die Beherrschung zu verlieren.

Bei unserem nächsten Treffen berichtete Melanie voller Freude, Mattie kenne ihren »Bärin«-Teil nur zu gut. Er hatte selber einen »Wütenden Bär« in seinem Inneren. Dieser lebte in seinem Bauch. Melanie erzählte, sie spielten gemeinsam Bär, sie lachten und brummten und stellten die Bären einander vor. Hatte Mattie einen Wutanfall, gelang es ihm, wenn er sich wieder beruhigt hatte, darüber zu reden, dass sein »Wütender Bär« außer Kontrolle geraten war, statt sich selbst als schrecklichen Jungen zu bezeichnen. Melanie und Mattie sprachen mit dem »Bär« und ließen ihn wissen, dass er trotz seines Verhaltens geliebt wurde. Sie erfuhren, was den »Wütenden Bär« in Erscheinung treten ließ, und identifizierten andere Teile wie »Frustrierter Bär«, »Trauriger Bär« und einen Bären, dem alles sehr leid tat.

Für Melanie war dieses neue Verständnis von Verhaltensweisen und Gefühlen sehr stimmig, hilfreich und tröstlich. Weder sie noch Mattie waren einfach nur noch »ein wütendes Kind« oder »eine aufbrausende Mutter«, sondern eine Sammlung vieler verschiedener Teile mit einem liebenden und mitfühlenden Selbst im Zentrum. Mutter und Sohn konnten in dieser Teile-Sprache miteinander reden und fühlten sich einander dadurch enger verbunden.

***

Als der Facebook-Account der fünfzehnjährigen Eliza wegen Cyber-Mobbings gesperrt wurde, wandten sich ihre Eltern Greg und Selena an mich und baten mich um lang überfällige Hilfe. Eliza hat zwei jüngere Schwestern im Alter von zwölf und dreizehn Jahren. Drei Teenagerinnen auf einen Schlag sind selbst an einem guten Tag nicht einfach, und gute Tage hatte es in ihrem Zuhause in der letzten Zeit nur wenige gegeben. Lautstarke

Streitigkeiten, Türenknallen und wüste Beschimpfungen waren an der Tagesordnung. Greg und Selena standen unter Beschuss, sie machten sich Sorgen und schämten sich dafür, dass es in ihrem Zuhause so aggressiv zuging. Sie hatten es bei ihren drei eigensinnigen Töchtern mal mit autoritärer Härte versucht und dann wieder mit Verhandeln, bei dem sie die drei wie Erwachsene behandelten.

»Ich fühle mich wie in einem Gefängnis, in dem die Insassen das Sagen haben«, erklärte Selena. »Ich habe komplett die Kontrolle verloren.«

»Jetzt tust du dir unrecht. Du tust so viel für sie. Du bist eine tolle Mutter«, warf Greg ein. »Ich war's, der Eliza letzte Woche mit einem Ringergriff gepackt hat.«

»Es hört sich ganz so an, als fordere Eliza sie beide ganz schön heraus, und Sie greifen dann auf Verhaltensweisen zurück, auf die Sie nicht gerade stolz sind«, sagte ich. »Wir werden daran arbeiten, dass Sie wieder die Führung der Familie übernehmen.«

In einer Zeit, in der die Grenzen zwischen Eltern und Kindern häufig verschwimmen, hilft es immens, die elterliche Aufgabe als »Familien-Führung« oder »Family-Leadership« zu verstehen, analog zur Führung eines Unternehmens. Es ist für Eltern durchaus nachvollziehbar, dass eine effiziente Führung auch beinhaltet, dass man manchmal zugunsten von Strukturen und Sicherheit unpopuläre Maßnahmen treffen muss. Die Eigenschaften der Selbstführung, also etwa Mitgefühl, Ruhe, Verbundenheit, Kreativität, Geduld, Beharrlichkeit, lassen sich problemlos auf die Familien-Führung übertragen. Angesichts von Konflikten einen ausgeglichenen emotionalen Zustand zu bewahren, ist eine beachtliche Leistung. Es erfordert Übung und innere Fürsorge für die aktivierten Beschützer, die in schwierigen Situationen oft die Führung übernehmen. Es ist ein ehrgeiziges Rahmenkonzept, ein Zielzustand, den es beim Umgang mit den eigenen Kindern anzustreben gilt.

Nach meiner Beschreibung dieses Selbst-geführten Zustands seufzte Selena. »Ich erinnere mich nicht mehr, wann ich mich zuletzt so gefühlt habe, besonders im Umgang mit Eliza. Ich würde alles tun, um beim nächsten Mal so gelassen zu bleiben, wenn sie mich aggressiv bittet, ihr etwas von H&M zu kaufen.«

»Das ist ein großartiges Ziel und es bedarf intensiver Übung. Versuchen wir es hier in Ihrer Fantasie. Erzählen Sie mir Schritt für Schritt, was bei H&M passiert ist.«

»Also, ich bin mit allen drei Mädchen im Kaufhaus. Wir mussten ein paar Dinge fürs neue Schuljahr kaufen. Jede hat sich drei Jeans, drei Oberteile und zwei Pullover ausgesucht. Unsere Arme waren voll von Klamotten. Dann ist Eliza weggerannt, als wir an der Kasse waren, und mit einem Hoodie und einem Daunenmantel zurückgekommen. Sie hat mich regelrecht angeraunzt, ›die auch zu kaufen‹.«

»Okay, lassen Sie uns hier kurz anhalten. Schließen Sie die Augen und atmen Sie mehrmals tief ein und aus. Schauen Sie nach innen. Was ging in dem Moment in Ihnen vor?«, fragte ich.

»Ich war fassungslos. Was für ein verwöhntes Gör. Warum ist sie nicht einfach mal dankbar für alles, was ich für sie tue? Ich bin dabei, Hunderte von Dollar auszugeben!«, rief Selena. »Ich habe die Nerven verloren und schrie Eliza im Geschäft an. Meine Töchter schämten sich und ich mich auch.«

»Das hört sich schrecklich an. Sagen Sie mir bitte, ob ich richtig liege. Ich höre, dass ein Teil von Ihnen fassungslos war und ein anderer Teil sich nicht gewürdigt fühlte. Und dann ist da der Teil, der die Nerven verlor.«

»Ja, das stimmt so«, meinte Selena.

Greg fügte stirnrunzelnd hinzu: »Selena fühlt sich nie wirklich wertgeschätzt.«

Selena war den Tränen nahe und Greg nahm ihre Hand. »Das ist eine alte Geschichte«, sagte sie leise.

Ich sah Selena an, voller Empathie für ihren jungen »Nicht wertgeschätzt«-Teil und für das Wirrwarr unserer jungen Persönlichkeitsteile beim Erziehen unserer Kinder.

»Was Sie hier mit mir teilen, ist sehr hilfreich. Ich beginne zu verstehen. Sie besitzen einen Teil, der sich nicht wertgeschätzt fühlt und der schon lange bei Ihnen ist. Wenn Elizas ›Fordernd‹-Teil sich zeigt, aktiviert er sofort diese alte Geschichte. Ich sehe, dass sie mit vielen traurigen Gefühlen verknüpft ist. Dann erscheint ein weiterer scheinbar starker ›Wütend‹-Teil und kritisiert Eliza scharf.«

»Genauso ist es«, sagte Selena. »Aber was ist mit Eliza? Sie ist unmöglich.«

»Wir beschäftigen uns gleich mit Eliza, versprochen. Bleiben wir zuerst noch ein wenig bei Ihnen. Gehen wir zurück zu den Eigenschaften, die ein guter Leiter braucht: Mitgefühl, Ruhe, Verbundenheit, Klarheit. Er muss auch geduldig und beharrlich sein. Stellen wir uns jetzt die gleiche Szene noch einmal vor, aber lassen Sie uns die Pausentaste betätigen, wenn Sie Eliza mit den extra Kleidungsstücken sehen. Halten Sie inne und atmen Sie diese Eigenschaften ein. Sie werden sich immer noch fassungslos und nicht wertgeschätzt fühlen, aber entschleunigen Sie, benutzen Sie Ihren Atem und nehmen Sie sich einen Moment, um die Teile wahrzunehmen, die aktiviert wurden. Versuchen Sie bitte nicht, sie zu unterdrücken, schicken Sie ihnen stattdessen aus dieser Mitte heraus Trost. Beruhigen Sie sich und kümmern Sie sich zuerst um sich selbst, ehe Sie mit Eliza reden. Stellen Sie sich bitte genau das vor«, leitete ich Elena an.

Greg und ich beobachteten Selena ruhig. Ihre Augen waren geschlossen, ihr Atem gleichmäßig. Sie nahm sich Zeit.

»Das sah jetzt aber ganz anders aus. Anstatt sie anzuschreien, habe ich nur gesagt, sie möge die Sachen bitte zurückbringen. Sie verlangte, dass ich sie kaufte, und ich habe mich einfach wieder zur Schlange an der Kasse gedreht, jedoch nicht verärgert, sondern ruhig und klar. Sie stapfte von dannen, aber sie hat die Sachen zurückgebracht. Ich war stolz, ich habe mich nicht geschämt. Und sie war mehr ein typischer Teenager als ein Monster für mich.«

Greg fügte hinzu: »Manchmal macht mich Elizas Verhalten so wahnsinnig, dass ich wirklich vergesse, dass sie erst fünfzehn ist. Ich vergesse, dass sie auch ein tolles Kind mit so vielen guten Eigenschaften ist.«

Sie sehen den spontanen Ausdruck von ausgeglicheneren, Selbst-geleiteten Wahrnehmungen über die Tochter. Diese Übung half Selena und Greg, sich intensiver mit den äußeren und inneren Interaktionsmustern zwischen Teilen zu beschäftigen. Toni Herbine-Blank, IFS-Paartherapeutin und Ko-Autorin von *Intimacy from the inside out (IFIO)*, schreibt über den Prozess des Verfolgens von Interaktionen, um eine repetitive Dynamik zum Vorschein zu bringen. Dieser Ansatz der Intimität von innen nach außen in der Paartherapie ist in der Familienarbeit nützlich. »Statt sich nur auf die persönlichen Interaktionen zu fokussieren, verfolgen wir auch innere Interaktionen, indem wir uns darauf konzentrieren, wie das Verhalten von Beschützer-Teilen durch die emotionale Reaktivität von ängstlichen jungen Teilen (Verbannten) motiviert wird.« (Herbine-Blank, Kerpelman & Sweezy 2015)

Es half und beruhigte Selena und Greg, die innerfamiliären Interaktionen in einem neuen Licht zu sehen: ihre Tochter als Mensch wahrzunehmen, der aus vielen Teilen besteht, und anzufangen, die eigenen reaktiven Verhaltensweisen in den Griff zu bekommen. Selena erkundete weiterhin ihren »Nicht wertgeschätzt«-Teil und fand Zugang zu dem Schmerz, den *sie selbst* als Fünfzehnjährige in ihrer Ursprungsfamilie erlitten hatte. Sie willigte ein, eine IFS-Einzeltherapie zu machen, um mit diesen Teilen mit einer anderen Therapeutin zu arbeiten, während wir die Familientherapie weiterführten. Zurzeit versuchen Selena und Greg, Grenzen konsequenter zu setzen, nicht nachzugeben und besser im Ruhe-Bewahren zu werden. Eliza macht ihre eigene Therapie und alle arbeiten intensiv daran, das Familienleben heiterer zu gestalten. Die Dinge durch das IFS-Objektiv zu betrachten hilft ihnen, ihre Familie wieder auf Kurs zu bringen.

***

Sarah ist eine meiner erwachsenen Patientinnen. Ich kenne sie, seitdem sie mit ihrem ältesten Sohn Samuel, jetzt dreizehn Jahre alt, eine Mutter-Kind-Gruppe bei Soho Parenting besuchte. Sarah nahm auch mit ihrer jüngeren Tochter Claudia an einer solchen Gruppe teil. Claudia, die damals zwei Jahre alt war, war ein ausgelassenes und kommunikatives Kleinkind. Sie war verspielt und zugänglich und damit bei allen Betreuern äußerst beliebt.

Als die Gruppenarbeit zu Ende war, nahmen Sarah und ihr Ehemann Isaac regelmäßig an einer Elterntherapie teil. Sarah brachte Samuel zu einigen Spieltherapie-Sitzungen, als er acht Jahre alt war und sie sich einer Notoperation unterziehen musste. Wir spielten viel mit Lego und redeten miteinander, und Samuel ging es nach den Sitzungen besser. Von da an wurde ich in Sarahs Familie »Lego-Lisa« genannt.

Sarah wollte eine Einzeltherapie machen, um an einigen Problemen in ihrer Ursprungsfamilie zu arbeiten, und war eine meiner ersten IFS-Patientinnen. Das Modell sprach sie therapeutisch an und war gleichzeitig sehr wichtig für ihre Elternrolle. Sie fing an, Konflikte mit Samuel und Claudia als Verflechtung zwischen ihren Teilen zu sehen statt als ein eindimensionales »Ich gegen sie«-Szenario, das das Eltern-Sein häufig so schwierig macht.

Sarah hatte mit ihren Kindern seit Jahren über Persönlichkeitsteile gesprochen, und die gesamte Familie wartete gespannt auf den Start des Films *Alles steht Kopf*, dem von ihnen sogenannten »Teile-Film«. Claudia, die nun eine übermütige und begeisterungsfähige Jugendliche war, identifizierte sich mit Riley, der jungen Heldin des Films sowie Rileys Teilen »Wut«, »Angst«, »Freude«, »Kummer« und »Ekel«.

Der Sommer nach dem Start des Films war für Claudia schwer: Sie stand an der Schwelle zur Pubertät, war ihrer Position als kleine Schwester überdrüssig und der Vater fehlte ihr, wenn er auf Geschäftsreise war. Claudia hatte Wutausbrüche während des Abendessens und zur Schlafenszeit lange Weinanfälle. Eines Tages trug sie Sarah auf, mich etwas zu fragen. Sie verstand nicht, warum diese wütenden und traurigen Teile in ihr die Oberhand hatten. Sarah und ich beschlossen, dass ich Claudia schreiben und sie zu einer Therapiestunde bei mir einladen würde, damit ich ihrer Mutter helfen konnte, ihr zu helfen.

Claudia kam in der darauffolgenden Woche. Obwohl sie etwas nervös war und nicht genau wusste, was sie sagen sollte, beschrieb sie ihre Teile und wie diese arbeiteten sehr gut.

Claudia malte ihre Teile als Blasen. Einige Teile, erläuterte sie, seien klare Blasen. Dies seien die Teile, die sie kannte, wie »Angst«, »Verärgerung« oder »Verwirrt«. Andere bezeichnete sie als »trübe Kleckse«. Dies seien die noch unbekannten und unverständlichen Teile. Ich war beeindruckt, wie gut Sarah Claudia das Konzept von Teilen vermittelt hatte. (Bild 9.1)

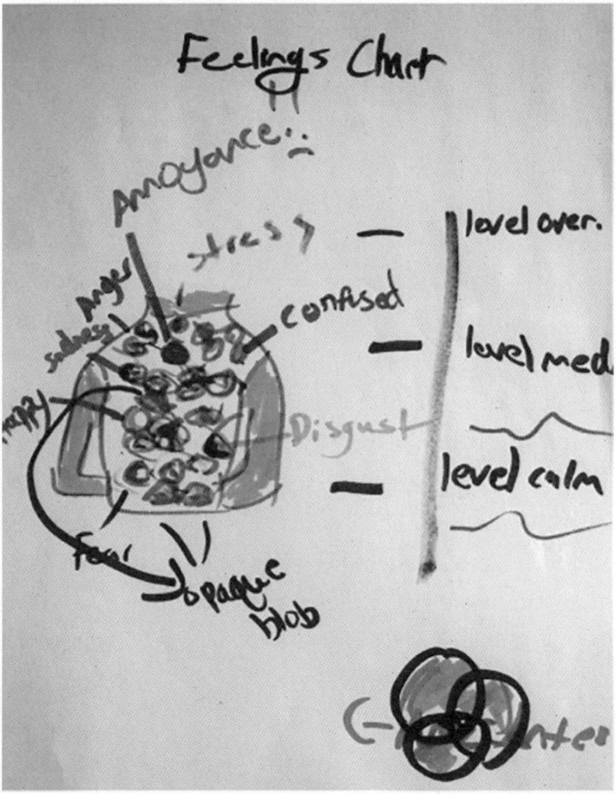

Bild 9.1: Claudias Teile als Blasen

Claudia und ich sprachen über Möglichkeiten, wie sie ihre Teile trösten konnte, wenn diese sich von ruhig zu mittelstark zu extrem steigerten. Wir erfuhren auch von einem Teil, der sich vom Bruder kritisiert fühlte. Claudia hatte das vorher noch nicht in Worte gefasst und verstand nun besser, warum sie so verärgert war, besonders beim Abendessen. Sie gab ihr Einverständnis, dass ich mit ihrer Mutter über die Sitzung reden durfte, damit diese bei den Geschwisterkonflikten helfen konnte.

Sarah und ich arbeiteten weiterhin daran, Claudia mit ihrer Reaktivität zu helfen. Ein immens nützliches IFS-Konzept ist, *für* Teile anstelle *von* Teilen zu sprechen. (Herbine-Blank, Kerpelman & Sweezy 2015) Wenn wir von einem Teil sprechen, nimmt uns dieser Teil ein und verschmilzt mit uns. Er hat das Kommando übernommen und spricht nun durch Sie.

Für einen Teil zu sprechen, zeigt dagegen, dass es eine Loslösung vom Teil gibt: Es gibt Metakognition beziehungsweise ein beobachtendes Ego, sprich: die Gegenwart des Selbst, das die Gedanken und Gefühle des Teils vermittelt. Stellen Sie sich die folgenden zwei unterschiedlichen Sätze von Ihrem Partner gesprochen vor:

»Du hörst mir nie zu. Dir ist es egal, was ich denke oder fühle.«

Oder:

»Es gibt da einen Teil von mir, der denkt, du hörst mir nicht zu und dir ist es egal, wie ich mich fühle.«

Zu sagen »Es gibt da einen Teil von mir« impliziert sofort, dass es viele andere Teile gibt, die das ganz anders sehen. Es ist weder allumfassend noch übertrieben. Und es ist leichter, zuzuhören, ohne defensiv zu werden.

In der Elterntherapie hat sich dies als nützliches Konzept erwiesen. Wir bringen es den Patienten und Patientinnen bei und diese bringen es wiederum ihren Kindern bei. Wenn Familien ein solches Kommunikationswerkzeug nutzen und es zur neuen Gewohnheit wird, kann es schwierige Interaktionen entschärfen. Im Alter von zehn Jahren war Claudia immer noch mit ihren extremen, wütenden Teilen verschmolzen und widersetzte sich manchmal, für sie zu sprechen. Sie fand es nicht zufriedenstellend. Wir wissen alle, wie befreiend es sich anfühlen kann, Dampf abzulassen.

Leider wissen wir auch, dass unkontrolliertes Dampf-Ablassen bestimmter Teile von uns destruktiv ist und letztendlich Schuldgefühle erzeugt.

Am Ende des Sommers machte die Familie im Ausland Urlaub. Sarah mailte mir, dass Claudia mit mir in Kontakt bleiben wolle.

Von: Sarah Coates
An: Lisa Spiegel
Betreff: Claudia

Liebe Lisa,

Claudia würde Ihnen morgen gerne eine E-Mail mit einer Gefühle-Grafik schicken. Wir haben sie erstellt, nachdem wir ein Restaurant während des Essens verlassen und mit einer weinenden und schreienden Claudia nach Hause gehen mussten.

Sie ist stolz auf die Grafik und ich erst recht.

Ich hoffe, es ist in Ordnung, wenn sie Ihnen ab und zu schreibt. Sie wird es nicht übertreiben.

Sie hat auch gesagt, es macht ihr nichts aus, wenn Sie nicht sofort antworten. Es war ihr nur wichtig, sich auszudrücken.

Danke,
Sarah

Von: Sarah Coates
An: Lisa Spiegel
Betreff: Claudias E-Mail

An Lisa,

ich und Mama haben eine Grafik meiner Gefühle von gestern gemacht. Sie hat die Gefühle aufgeschrieben, die ich ihrer Meinung nach hatte, und ich habe ihre Notizen überprüft und geschaut, welche Gefühle am stärksten waren.

Das hat mich beruhigt, und ich glaube, es hat uns beiden geholfen. Glaubst du, wir könnten das vielleicht öfter machen? Oder anders machen?
Danke,
Claudia

An die E-Mail war ein Bild der Grafik angehängt:

Wütend 10 / Verletzt 10 / Fuchsteufelswild 10 / Frustriert 10 / Unverstanden 10 / Einsam? Irgendwie 5 / Ignoriert 10 / Müde (emotional müde, nicht schläfrig) 9.5 / Schläfrig 4.5 / Am Boden zerstört 10.000.000 / Verärgert 10 / Verschlimmert 10 / Bedauernd 9.5 / Missverstanden 10.000.000.000.000

Von: Lisa Spiegel
An: Sarah Coates
Betreff: Antwort an Claudia

Liebe Claudia,

vielen Dank für deine E-Mail und deine Gefühle-Grafik. Ich denke, du hast eine neue Methode entdeckt, mithilfe der Grafik für deine Teile zu sprechen. Wärst du damit einverstanden, wenn ich deine Methode benutze, um anderen zu helfen? Ich denke, viele fänden sie sehr hilfreich.

Ich glaube, du solltest sie auf jeden Fall weiterhin in eurem Urlaub benutzen, und wenn ihr wieder hier seid, spreche ich mit deiner Mama, wie wir herausfinden können, warum einige deiner Gefühle eine so hohe Bewertung haben, wie ›Am Boden zerstört‹ und ›Missverstanden‹. Ich bin so stolz, dass du auch weiterhin versuchst, deinen Eltern deine Gefühle mitzuteilen.
Ich weiß ganz genau, dass sie dir helfen wollen!
Alles Liebe,
Lisa

Auf dieser Reise begann Claudia, ihre überwältigenden Gefühle zu kartieren, um sich selbst nach einem Wutanfall zu beruhigen. Als die Familie wieder daheim war, war sie in der Lage, ihre Grafik-Idee immer dann anzuwenden, wenn ihr unerwünschtes Verhalten ausgelöst wurde, und manchmal darauf zurückzugreifen, wenn sie vermeiden wollte, von ihren Gefühlen überwältigt zu werden.

Wie Sie am Beispiel von Sarah und Claudia sehen: Eltern können entscheidend bei der Vermittlung des Teile-Konzepts an ihre Kinder sein. Selbstwissen und Emotionsregulation werden gefördert. Das IFS-Paarmodell in der Elterntherapie kann eine ungesunde Teile-geleitete Dynamik zwischen Eltern und Kindern verändern. Das IFS-Modell erweitert und verbessert die Wirksamkeit der Elterntherapie.

10 Barts IFS-Therapie

SCHLÜSSELWÖRTER

Direkter Zugang:	wenn eine Therapeutin direkt mit einem Teil eines Patienten interagiert
Verschmelzen:	wenn die Überzeugungen und Gefühle eines Teils mit dem Selbst oder anderen Teilen verschmolzen sind
Lösen:	wenn sich ein Teil von anderen differenziert und löst, um die Beziehung zum Selbst zu ermöglichen
Übernahme:	wenn ein Teil so sehr mit dem Patienten/der Patientin verschmolzen ist, dass dieser/diese keinen Zugang mehr zur Selbst-Energie hat
Gewahrsein der Teile des Therapeuten/der Therapeutin:	die Fähigkeit des Therapeuten/der Therapeutin, sich der eigenen Persönlichkeitsanteile während und nach einer Sitzung mit Patienten bewusst zu sein und mit diesen zu arbeiten
Externalisierung:	der Prozess, Persönlichkeitsanteile konkret in Form von Zeichnungen, Figuren, Knetmodellen oder Gegenständen darzustellen
Lasten:	die schmerzlichen Überzeugungen, Gefühle und körperlichen Empfindungen, die Teile annehmen und in sich tragen
Entlasten:	ein innerer Prozess, durch den sich ein Teil seiner Lasten entledigt
Bezeugen:	wenn das Selbst von der schmerzlichen Erfahrung eines verbannten Teils hört, sie sieht oder fühlt
Herausholen aus der Vergangenheit:	der Prozess, in dem das Selbst des Patienten einen in der Vergangenheit feststeckenden Teil aus dieser schmerzlichen Erfahrung herausnimmt
Einladung	eine Handlung, die ein Teil nach dem Entlasten vollziehen kann, um die von ihm benötigten positiven Eigenschaften wie Mut, Verbindung, Freude und Liebe einzubringen

Meine gesamte IFS-Arbeit mit Kindern hatte ihren Anfang mit Bart. Er war mein Versuchskaninchen und meine Inspiration, als ich meinen Weg durch das IFS-Modell fand. Mit Bart sah ich, wie Kinder Bilder, Lego und Knete einsetzten, um Teile zu externalisieren. Ich sah, wie ein Teil auftauchte und die Kontrolle über Bart übernahm, und ich konnte ihm beim Lösen helfen. Ich lernte, wie meine eigenen kindlichen Teile sich in die Therapie einbrachten, und ich lernte, mit ihnen in den Sitzungen zu arbeiten. Ich sah das außerordentliche Potenzial des Entlastens. Bart schenkte mir die Aufmunterung, die ich benötigte, um eine IFS-Kinderpsychotherapeutin zu werden, als ich ihn dabei beobachtete, wie er eine Verbindung zu seinen Teilen aufbaute und Selbst-geleiteter wurde. Bart ist die Inspiration für dieses Buch.

Meine Arbeit mit Bart begann, als mich seine Mutter und sein Stiefvater wegen seiner Probleme mit dem Sauberwerden aufsuchten. Er war sechs Jahre alt und trug immer noch Pull-up-Windeln für den Stuhlgang. Im Verlauf der ersten Sitzung mit den Eltern stellte sich heraus, dass Barts Angst vor dem Toilettengang ein wichtiges Kommunikationsmittel war. Sie war ein Hilfeschrei inmitten von sehr chaotischen Familienproblemen.

Barts Mutter Rachel und sein Vater Parker hatten eine Beziehung voller Aufs und Abs, und Bart war mittendrin. Beide hatten anfänglich eine leidenschaftliche Beziehung, und irgendwann wurde Rachel schwanger. Aber als Bart geboren wurde, befand sich die Beziehung in einem Zustand der Verwirrung und Auflösung. Rachel und Parker lebten eine kurze Zeit zusammen, aber Rachel trennte sich von Parker wegen seines Alkohol- und Drogenkonsums. Es dauerte Jahre und bedurfte einer IFS-Therapie und eines Gerichtsverfahrens, bis Rachel die Trennung auch seelisch vollziehen konnte. Obwohl Rachel nun neu verheiratet war und eine kleine Tochter hatte, war sie immer noch sehr mit Parker verstrickt. Barts Stiefvater Andrew bestand darauf, dass Parker nicht so viel Kontakt zu Bart haben solle. Zur Untermauerung holte er sein iPhone hervor und zeigte mir Fotos von Parkers Wohnung, in der Bart fast die Hälfte seiner Zeit verbrachte.

Ich war schockiert, wie unordentlich und verdreckt Parkers Wohnung war, und mein Blick war das Wachrütteln, das Rachel benötigte. Die Dinge mussten sich ändern, und zwar sofort, und taten sie es nicht, hätte ich die Familie beim Jugendamt melden müssen. Diese erste Sitzung leitete vier Jahre Therapiearbeit mit der Familie ein, die nicht nur Bart mit seinen in Konflikt stehenden Teilen, sondern auch Rachel half, die Führung zu übernehmen, die für ihre Kinder und die neue Ehe dringend erforderlich war.

Die Übernachtungen bei Parker wurden ausgesetzt und als eine Art Druckmittel eingesetzt, damit er sein Leben in Ordnung brachte. Darüber hinaus beschlossen wir, dass Bart eine Einzeltherapie brauchte, die am Anfang auf zweimal wöchentlich angesetzt war. Ich arbeitete darüber hinaus mit beiden Elternteilen, um sichere, altersgerechte Richtlinien für Barts Fürsorge und sein Sauberwerden zu entwickeln.

Der sechsjährige Bart war ein reizender, schlanker Junge mit blonden Haaren und grünen Augen. Er schien sofort erleichtert, nun einen Ort zu haben, an dem er spielen und seine Gefühle über die Konflikte der Eltern, seine Angst vor dem Stuhlgang und seine Konzentrationsschwierigkeiten in der Schule zum Ausdruck bringen konnte. Verhaltensmäßig war Bart ein ruhiges, fügsames Kind, das gerne Tagträumen nachhing. Das Ablehnen der Toilette war der einzige Punkt, in dem er sich trotzig zeigte. Als wir zum ersten Mal über Teile im Inneren sprachen, war es faszinierend, dass er sofort »Wütend« und einen anderen Teil malte, der versuchte, eine Bombe auf »Wütend« zu werfen, um ihn zu zerstören. (Bild 10.1)

»Wütend« war über so viele Sachen wütend. Er war wütend, dass seine Eltern sich stritten. Er mochte es gar nicht, dass seine Mutter seine Zeit mit seinem leiblichen Vater jetzt einschränkte. Er war auch wütend, dass sein Vater Zigaretten rauchte und sich nicht gut um seine Katzen kümmerte. »Wütend« lebte in Barts Magen und half ihm, indem er ihn seine Gefühle fühlen ließ. Leider stand »Wütend« unter ständigem Angriff von anderen Teilen, die nicht wollten, dass Bart etwas fühlte. (Bild 10.2)

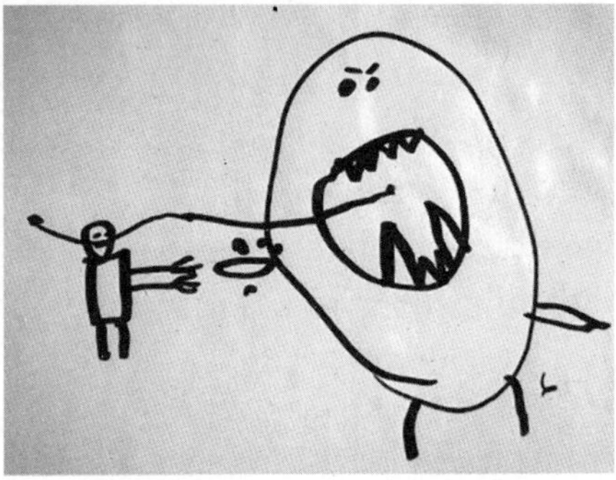

Bild 10.1: Barts »Wütend«-Teil

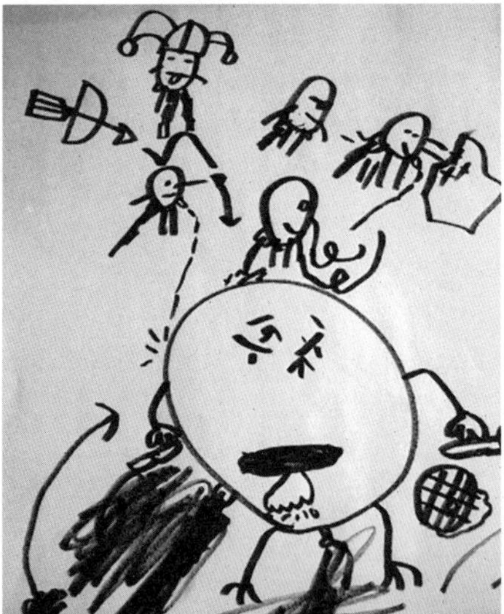

Bild 10.2: »Wütend« unter Angriff

Zu Hause ließen die anderen Teile »Wütend« nur selten in Erscheinung treten. In einer Sitzung, in der wir über einen Streit seiner Eltern sprachen, verhielt sich Bart so, wie ich ihn zuvor noch nie erlebt hatte. Sein Körper schien von einer Kraft bewohnt, die ihn im Zimmer hin und her warf. Er rannte in Tisch und Stühle und warf Kisten mit Filzstiften und Spielen um. Ich nahm Bart in den Arm und sagte ihm, dieser Teil sei hier willkommen, aber ich müsse ihn daran hindern, Barts Körper zu verletzen. Bart sah mich besorgt an.

»Es ist ›Wütend‹«, sagte er.

Mittels *direktem Zugang* sprach ich direkt mit »Wütend«: »›Wütend‹, ich bin so froh, dich hier im Zimmer zu sehen. Ich weiß, du kommst nicht oft, und ich bin froh, dass du jetzt gekommen bist. Bart und ich wollen dir helfen.«

»Wütend« versuchte, von mir loszukommen, aber ich hielt ihn und blieb ruhig. Ich fühlte, wie sich Barts Körper langsam beruhigte und entspannte.

»Bart, schau, ob ›Wütend‹ ein wenig von deinem Körper wegtreten kann, damit wir ihm helfen können.« Bart nickte. »Das ist toll.« Ich lockerte meinen Griff und Bart sank langsam neben mir zu Boden. Er sah erschöpft aus.

»Lass ihn wissen, dass es sehr gut war, dass er heute gekommen ist, und wie froh ich bin, zu sehen, was passiert, wenn er die Kontrolle übernimmt.«

Bart schloss die Augen und richtete seine Aufmerksamkeit nach innen. »Zu Hause will er sich so nicht zeigen.«

»Das scheint logisch. Sag ihm bitte, dass du versuchst, deine Verbindung zu ihm aufrechtzuerhalten, und dass die anderen Teile, die ihn davor schützen, hervorzukommen, nun zu ihrer eigenen Aufgabe zurückkehren.«

Bart machte die Augen wieder zu und legte seinen Kopf auf den Boden neben mich. Ich streichelte seinen Rücken.

»Es ist fast schon Zeit, sich zu verabschieden. Schau, ob ›Wütend‹ noch irgendetwas mit dir teilen möchte.«

»Nein, es ist alles wieder gut«, flüsterte Bart.

Das war eine erstaunliche Lernerfahrung für mich. Ich hatte Teile in mir, die erstaunt und mit weit aufgerissenen Augen die Szene beobachtet hatten. Ich hatte Teile, die Angst vor Barts Verhalten hatten, und wieder andere, die sagten: »Was zum Teufel ist hier los?« Gleichzeitig zeigte meine Ausbildung Wirkung, und mir war klar, dass ein Teil sich vollständig mit Bart verschmolzen hatte und gebeten werden musste, sich ein wenig von seiner Energie zu trennen. Ich bin überzeugt davon, dass das IFS-Modell mir einen Rahmen zur Verfügung stellte, in dem es mir möglich war, mich zurückzuhalten und Bart gegenüber keine Angst zu empfinden, sodass ich ihm gegenüber unvoreingenommen und fürsorglich bleiben konnte. Das war ein Wendepunkt für Barts Vertrauen in mich. Ich wurde Zeugin des Zaubers, der sich einstellt, wenn man darauf vertraut, dass das Selbst die Leitung übernimmt. Mit der Zeit gelang es Bart, »Wütend« kennenzulernen. »Wütend« wusste, dass Bart ihm zuhören konnte, ohne komplett von ihm eingenommen zu werden.

Mit seinen eigenen Teilen zu arbeiten ist für die Arbeit eines IFS-Therapeuten von zentraler Bedeutung. Ich machte meine eigene IFS-Therapie seit einem Jahr, als ich anfing, mit Bart zu arbeiten. Daher arbeitete ich mit meinen eigenen kindlichen Teilen – ich lernte sie kennen und verstehen. Einer von ihnen war der sechsjährige Teil, der den kritischen Bösewicht »Snidely Whiplash« beschützte. Ich habe ihn in der Einleitung beschrieben. Dieser sechsjährige Teil war ein liebes, braves und sensibles Mädchen. Ich bemerkte, dass ich an den Tagen, an denen Bart zu mir kam, über eine aufgeregte Energie verfügte. Ich bemerkte auch, dass ich Traurigkeit verspürte, wenn wir uns am Ende der Therapiestunde verabschieden mussten. Das war ungewöhnlich für mich. Ich habe eine Verbindung zu Patienten und Patientinnen und freue mich, die Kinder zu sehen, mit denen ich arbeite. Aber im Fall von Bart war etwas anders. Die inneren Teile, die ich bei mir bemerkte, fühlten sich nicht wie erwachsene Therapeutinnen-Teile an. Ich schloss mit mir selber einen Pakt: Ich wollte in den nächsten Sitzungen mit Bart noch mehr auf meine eigenen Teile achten, um meine Gefühle besser zu verstehen.

Als Therapeuten und Therapeutinnen haben wir alle Reaktionen, Gefühle und Gedanken über unsere Patienten und Patientinnen. Wir sind alle nur Menschen, und eine Therapie ist eine Art Beziehung zwischen Menschen. Früher dachte ich sehr über meine Gegenübertragung hinsichtlich Patienten nach. Wen mögen sie in meiner Psyche repräsentieren? Es ist von zentraler Bedeutung, dass wir uns als Therapeuten der Gefühle bewusst sind, die durch Patienten provoziert und evoziert werden, und diese Reaktionen sogar im Dienste der Therapie zu nutzen wissen. In der IFS-Ausbildung werden wir dazu angeleitet, die Gegenübertragung als Teile von uns zu sehen, die im Therapieraum vorbeischauen. Wir entdecken unsere überfürsorglichen Teile, unsere problemlösenden Teile und unsere gereizten, gelangweilten oder koketten Teile. Sie alle sind willkommen und werden dann gebeten, beiseitezutreten, um Platz für die Selbst-Energie zu schaffen, damit die Heilung des Patienten beschleunigt wird.

Also ließ ich, mit Neugier und Mitgefühl, meine Teile wissen, dass jeder, der sich in Barts Therapiestunde zeigte, willkommen sei. Beim Einstimmen auf das aufgeregte Gefühl ging ich nach innen und bemerkte das kleine sechsjährige Mädchen im Sportanzug mit den dunklen lockigen Haaren und großen braunen Augen. Sie erzählte mir, sie habe die ganze Woche darauf gewartet, mit Bart zu spielen. Sie hatte ihn sehr lieb. Sie fand ihn albern und lustig, und sie spielte ganz besonders gerne mit ihm an der großen Schüssel, die Reis und Bohnen enthielt. Sie meinte, er sei manchmal traurig, dass seine Eltern sich stritten. Sie mochte es auch nicht, wenn ihre Eltern Auseinandersetzungen hatten. Dadurch fühlte sie sich ihm nahe.

Ich nahm einen anderen Teil in mir wahr, dem angesichts der »schwärmerischen« Gefühle meines kleinen Mädchens für Bart unbehaglich war. Ich bat diesen Teil, beiseitezutreten, und teilte ihm mit, ich verstünde seine Sorge. Ich erinnerte ihn daran, dass eine Verbindung mit dem Mädchen-Teil und ein Anhören seiner Gefühle sicherstellen würden, dass dieser Teil nicht die Leitung übernehmen würde. Der Teil war willens, beiseitezutreten. Das kleine sechsjährige Mädchen erzählte mir, es helfe ihr, an Jungen zu denken, wenn sie traurig war oder sich Sorgen machte. Durch Bart lernte ich einen sehr wichtigen eigenen Beschützer kennen. Schwartz nennt solche Zugangspunkte *Wegweiser*: Es sind Ereignisse oder Personen, die Reaktionen hervorrufen, welche wiederum das Tor für innere Erkundungen und Entdeckungen öffnen. Hätte ich mein Gefühl für Bart einfach verdrängt, wäre mir dieser in meiner Therapiearbeit so wichtige Wegweiser entgangen.

Ich teilte dem kleinen Mädchen mit, dass ich verstünde, wie gerne sie mit Bart spielte, und dass sie im Therapieraum mit ihm willkommen sei. Ich stellte aber auch klar, dass ich es sei, die mit Bart spreche, denn er brauchte einen erwachsenen Menschen, der ihm mit seiner Traurigkeit helfen konnte. Ich gebe zu, da war ein weiterer Teil in mir, und dieser Teil setzte diesem Mädchen nur sehr ungern Grenzen. Es war fast so, als nähme ich ihr ihre Kuscheldecke oder ihr Kuscheltier weg. Ich war gleichermaßen froh wie überrascht, dass sie erleichtert war, dass ich mich um Bart kümmern würde. Ich erinnerte sie daran, dass ich mich auch um sie kümmern würde. Ich konnte auf diese wertvolle Interaktion in meiner eigenen Therapie zurückgreifen, um diese jüngeren Teile von mir kennenzulernen.

Als Bart und ich gemeinsam auf dem Fußboden spielten, fühlte ich, wie das kleine Mädchen in mir ihn beobachtete und über sein skurriles Spielen kicherte. In meinem Geist ließ ich sie wissen, dass ich wusste, dass sie da war, und bat sie, einen Schritt zurückzutreten und nur zuzuschauen. Sie lächelte und willigte ein. Diese Dynamik verlor ihre Intensität, als das kleine Mädchen seinen rechtmäßigen Platz innerhalb meiner eigenen inneren Familie einnahm und ich im Gegenzug mehr Präsenz zeigen und für Bart zugänglich sein konnte.

Während unserer gemeinsamen Zeit fanden in Barts Leben viele Veränderungen statt. Zuerst lernte er, die Toilette zu benutzen. Das war ein schwieriger, aber letztendlich immens stärkender Prozess. Parker, der sich durch mich ins Visier genommen fühlte, war dennoch in der Lage, ausreichend an diesem Prozess teilzunehmen, sodass Barts Therapie weitergehen konnte. Seine Zuneigung zu Bart und die Angst, den Kontakt zu ihm zu verlieren, nötigten ihn, sein Zuhause akzeptabel und wohnlich für Bart zu gestalten. Parkers Umgangsrecht war geändert worden – auch wenn Bart ihn noch regelmäßig sah, verbrachte er insgesamt sehr viel mehr Zeit bei seiner Mutter, zusammen mit seiner kleinen Schwester und seinem Stiefvater.

Rachel und Andrew beschlossen, Bart auf eine kleinere Schule zu schicken, auf der man sich intensiver um ihn kümmern konnte, und Bart entwickelte ein neues Verständnis seiner selbst als Schüler. Er fing an, sich als cleveren kleinen Jungen statt als »weggetretenes« Kind zu sehen. (Bild 10.3)

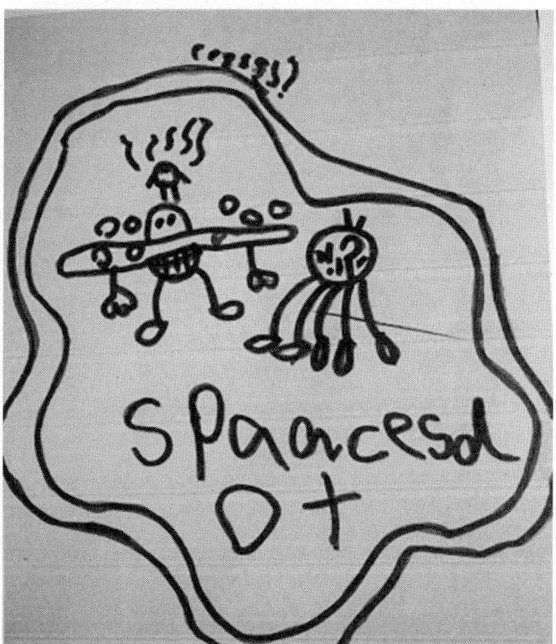

Bild 10.3: Barts »Weggetreten«-Teil

Bart fand es toll, wenn ich ihm von meiner IFS-Ausbildung erzählte. Er nannte die Seminare »Teile-Schule«. Immer wenn ich von einer Seminarwoche zurückkehrte, berichtete ich ihm, was ich Neues über Teile gelernt hatte, und er war ein interessierter Zuhörer. Ich erklärte ihm, dass jüngere Teile oft am Schmerz festhalten, den sie im Grunde loslassen könnten. Ich brachte ihm bei, dass der Schmerz, die schlechten Gefühle im Körper und die Vorstellungen, die der Teil hat, nicht wirklich zu diesem Teil gehören, sondern sich an ihn angedockt haben, als er verletzt wurde.

Bart wollte wissen, ob einer seiner Verbannten bereit war, seinen Schmerz loszulassen. Er schloss die Augen und legte seinen mit einer Strickmütze bedeckten Kopf in seine Hände. Er blieb eine lange Zeit lang still. Dann sagte er, er habe den Teil gefunden, der an seinem Kot festhielt, als wir uns zum ersten Mal trafen. Wir hatten von seinem Beschützer gehört, der bei Bart Verstopfung auslöste und seine Aufmerksamkeit auf seinen Körper und weg von einem sehr jungen Teil von ihm lenkte. Dieser hatte große Angst, wenn seine Eltern sich um ihn stritten.

»Bart, frag doch den ›Aa-Einhalten‹-Teil, ob er bereit ist, beiseitezutreten, um uns mit dem ›Ängstlich‹-Teil arbeiten zu lassen«, leitete ich ihn an.

Mit den Ellbogen auf den Knien und dem blau bemützten Kopf in den Händen ging Bart nach innen und verweilte in dieser Position. Dann antwortete er: »Er ist bereit, den Weg freizumachen. Er wird im Schrank warten.«

»Schau nun, ob du den ›Ängstlich‹-Teil im oder um deinen Körper herum spürst.«

»Er lebt in meinem Bauch. Ich sehe ihn und ich fühle ihn«, berichtete Bart.

»Das ist toll, Bart. Vielleicht würde es ihm helfen, wenn du deine Hand auf deinen Bauch legst und ihm sagst, dass du ihn fühlst«, schlug ich vor.

Bart legte eine Hand auf seinen Bauch.

»Was empfindest du jetzt, wo du weißt, er ist da, ihm gegenüber?«

»Ich fühle mich okay, aber er ist nicht okay«, sagte Bart. »Ich möchte ihn malen.«

Bart nahm sich Zeit, um diesen kleinen Verbannten zu malen. Sein Vater war auf der einen Seite und seine Mutter, sein Stiefvater, seine kleine Schwester Audrey und ihre Katze waren auf der anderen Seite. (Bild 10.4)

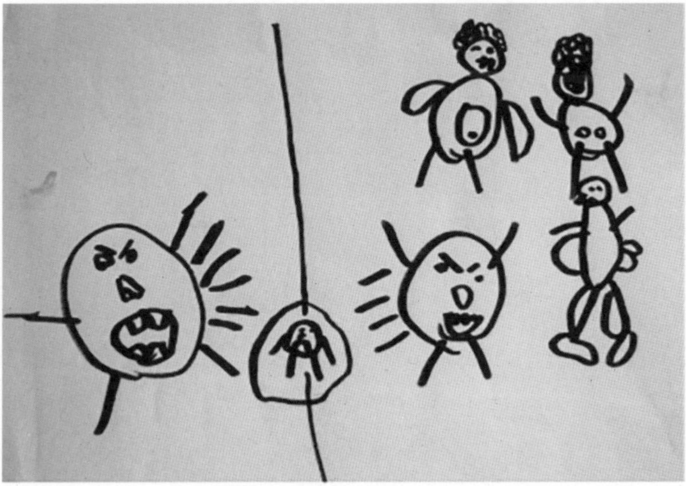

Bild 10.4: Barts Verbannter inmitten des Familienkonflikts

»Frag ihn bitte, was mit ihm los ist, und lass ihn wissen, dass du und ich hier sind und ihm zuhören«.

Bart sagte: »Er ist klein und hat Angst. Er hat ganz arge Bauchschmerzen. Er ist genau zwischen seinen Eltern, und die schreien sich über seinen Kopf hinweg an. Er fühlt sich in zwei Teile gerissen. Er hasst das und hat starke Bauchschmerzen.«

»Bart, lass ihn wissen, dass du hier bist und dass du verstehst, wie schrecklich es gewesen sein muss, zwischen den beiden streitenden

Erwachsenen gewesen zu sein. Kannst du dich ihm noch mehr annähern?«, fragte ich ihn.

»Ich bin bei ihm, er ist klein, so klein wie Audrey.«

»Ja, du bist wie sein großer Bruder, genauso wie du Audreys großer Bruder bist. Schau, was ihm helfen könnte.«

»Er klettert auf meinen Rücken und ich bringe ihn von dort weg.«

»Das ist sehr schön. Er braucht dort nicht zu sein, wenn sich seine Eltern streiten. Sag ihm, du kümmerst dich jetzt um ihn. Und frag ihn bitte, ob er diese vergangene Zeit und diesen Ort hinter sich lassen und in die Gegenwart kommen möchte.«

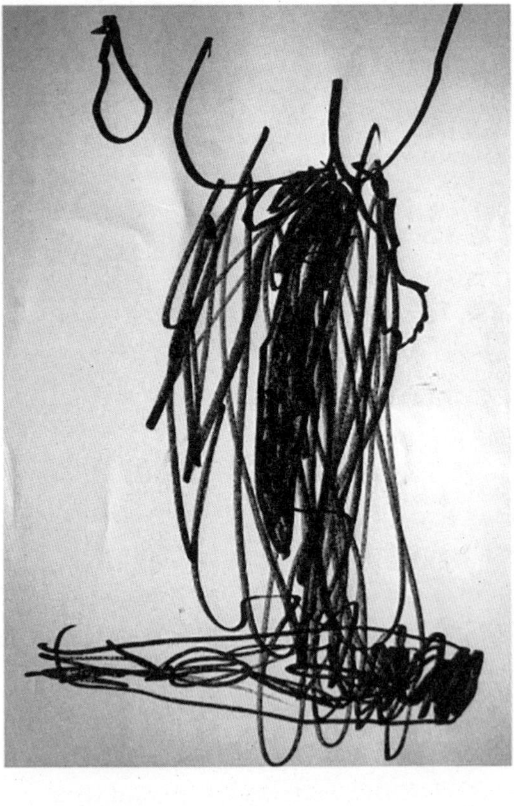

Bild 10.5: Barts Entlasten

»Ja, will er. Ich habe ihm gesagt, es ist jetzt besser. Er ist jetzt hier.«

»Sehr gut. Frag ihn, ob du alles richtig verstanden hast und ob es noch irgendetwas anderes gibt, was er dir sagen möchte.«

»Nee, er ist fertig«, meinte Bart.

»In Ordnung. Sag ihm, er kann sämtliche schlechten Gefühle abladen, wie das Gefühl, in zwei Teile gerissen zu sein und die Angst und alle Bauchschmerzen. Bitte ihn, sie alle aufzusammeln, und dann kann er sie in die Luft, ins Licht oder ins Wasser loslassen oder er kann sie verbrennen oder vergraben oder das, was er möchte, mit ihnen machen«, leitete ich ihn an.

Bart setzte sich aufrecht hin. Er nahm den braunen Filzstift und das Klemmbrett und malte ganz hektisch, während ich zusah. (Bild 10.5)

Als er fertig war, sah er mich an. Ich lächelte.

»Er wollte alles auskacken!«

Wir klatschten uns ab.

»Frag ihn nun, ob alles raus ist.«

»Ja, er ist fertig«, antwortete er.

»Sag ihm, jetzt, wo er so viel Platz in sich drin hat, dass er das einladen kann, was ihm beim Wachsen hilft. Er kann all die guten Dinge in seinen Körper einladen«, leitete ich Bart durch den letzten Schritt des Entlastens.

»Mutig sein und keine Verstopfung mehr bekommen!«, sagte Bart.

Bart half seinem kleinen Teil, diese Dinge willkommen zu heißen. Der Teil war glücklich und mutig.

Vier Jahre nach unserer ersten Sitzung ging es Bart blendend. Wir beendeten die wöchentliche Therapie, nur gelegentlich hatte er eine Therapiestunde bei mir, in der wir seine Situation überprüften. In einer solchen Sitzung erzählte ich ihm, ich schriebe ein Buch über Teile für andere Therapeut*innen. Er wollte Teil des Buchs sein und war einverstanden, dass ich seine Geschichte und seine Bilder dafür benutzte. Als Pseudonym suchte er sich Bart aus, nach Bart Simpson, einem seiner Helden. Er dachte über seine Therapie und Teile nach.

»›Wütend‹ war der erste Teil. Als ich ihn zuerst kennenlernte, waren die Dinge, die mich wütend machten, nicht bewusst. Jetzt sind die Dinge, die mich wütend machen, bewusst«, berichtete ein spürbar gereifter Bart.

»Wenn ich die Teile nicht hätte, die nicht auf der Toilette Aa machen wollen, wäre ich nicht hierhergekommen.«

Wenn Bart nicht die Teile hätte, die nicht Aa machen wollen, hätte ich dieses Buch vielleicht nicht geschrieben. Ich bin Barts Teilen und all den anderen Kindern so dankbar, die ihre Persönlichkeitsteile so vertrauensvoll mit mir geteilt haben.

Schlussbemerkung

Es ist meine Hoffnung, dass dieses Buch andere Therapeut*innen dazu anregen wird, die Sprache und das theoretische Rahmenwerk von Persönlichkeitsteilen in ihre Arbeit zu integrieren: darüber zu lesen, an Workshops teilzunehmen oder vielleicht sogar das Trainingsprogramm zur Systemischen Therapie mit der Inneren Familie (IFS) zu wagen.

Meine Beschäftigung mit dem IFS-Modell hat jede einzelne meiner beruflichen und privaten Beziehungen bereichert. Es hat meine Weltanschauung verändert und hilft mir, am Prinzip des Mitgefühls in diesen sehr polarisierten Zeiten festzuhalten.

Ich weiß auch um die weitreichenden Auswirkungen dieses Modells auf meine Patienten. Jede einzelne Familie, die ich bat, an diesem Buch teilzuhaben, stimmte mit offenem Herzen zu. Meine Patient*innen wollen, dass andere Menschen mehr über die Arbeit mit Persönlichkeitsanteilen erfahren. Nachdem Juliana ihre Therapie bei mir beendet hatte, verwiesen sie und ihre Familie ein anderes Mädchen an mich. Juliana versicherte dieser neuen sechsjährigen Patientin, sie würde begeistert sein, ihre Persönlichkeitsteile kennenzulernen. Henry, der als kleiner Junge so lange nicht sprechen wollte, kommt nun bald in die Mittelstufe. Er konnte mit seiner ganzen Stimme an einem Aufnahmegespräch an der Schule seiner Wahl teilnehmen. Er redete so viel, dass der Direktor kaum zu Wort kam. Er schaffte die Aufnahmeprüfung und wird im Herbst dorthin überwechseln.

Diese Inseln der Heilung und Hoffnung sind so nötig in unserer Welt, in der aufzuwachsen und sich ganz zu fühlen eine große Herausforderung sind. Ich hoffe, dieses Buch hat seinen Beitrag zu unserer Gemeinschaft von Therapeut*innen und Heiler*innen geleistet.

Dank

Ich möchte Richard C. Schwartz meinen Dank für dieses gleichermaßen elegante wie effiziente Therapiemodell aussprechen. Sein Enthusiasmus und seine Unterstützung für dieses Projekt bedeuten alles für mich. Meinen IFS-Lehrern und -Lehrerinnen Joanne Gaffney, Jay Earley und Pam Krause: Danke für alles, was ihr mir vermittelt habt.

Jean Kunhardt, die mich seit fast 30 Jahren ermutigend auffordert: »Schreib es auf!«: Dir gilt mein tief empfundener Dank für deine Freundschaft und Kollegialität. Jeans Wissen zum Thema IFS und ihr geschultes Lektorinnen-Auge waren beim Schreiben dieses Buchs von entscheidender Bedeutung.

Laura Leiker hat während des gesamten Projekts gewissermaßen meine Hand gehalten. Ich hätte es nicht ohne sie an meiner Seite und auf meinem FaceTime-Display geschafft.

Dana Dorfman danke ich dafür, dass sie das Manuskript las und mir sehr hilfreiche Tipps gab, und Eliza Hershkovitz für ihre Expertise in Sachen Lektorat.

Elizabeth Graber, meiner Redakteurin bei Routledge, bin ich dankbar für ihre Begeisterung für dieses Buch und ihre klugen Verbesserungsvorschläge.

Ich möchte auch meiner eigenen Ursprungsfamilie danken: meinen Eltern Arlene und Monroe Spiegel für ihr unerschütterliches Vertrauen in mich und ihre Selbstverpflichtung, an der Leitung unserer Familie zu arbeiten. Meiner Schwester Pamela Potischman und meinem Bruder Gregg Spiegel danke ich dafür, dass sie mit Humor und Liebe alles mitmachen.

Mein Dank geht auch an das Kripalu Yoga- und Wellness-Zentrum in Massachusetts. Genau dort, in den blaugrünen Berkshire Hills, erhielt ich die Inspiration, dieses Buch anzufangen, und die nötige Tatkraft, es auch zu Ende zu bringen.

Meine erwachsenen IFS-Patienten und -Patientinnen haben mir mit großem Mut Zugang zu ihren inneren Familien gewährt und mir erlaubt, mehr über dieses Therapiemodell zu lernen und meine Praxis zu vertiefen. Es ist eine Ehre und ein großes Glück, mit ihnen auf ihrer Reise der Selbstentdeckung und des inneren Wachstums zusammenzuarbeiten.

Ich danke allen Familien, die so liebenswürdig am Buch mitgewirkt haben. Jedes Kind gab seine Erlaubnis dazu, dass seine Geschichte und seine Zeichnungen den Weg ins Buch fanden. Jedes Kind suchte sich auch sein eigenes Pseudonym aus. Die Begeisterung der Kinder für dieses Projekt und ihr Wunsch, andere Therapeutinnen und Kinder mögen auch ihre Teilpersönlichkeiten kennenlernen, sind charakteristisch für das große transformative Potenzial der Systemischen Therapie mit der Inneren Familie. Mein größter Dank gilt euch: Percy, Charlotte, Kathleen, Esther, Talia, Hailey, Rain, Amelia, Hazel, Juliana, Henry, Claudia und Bart.

Glossar

Achtsamkeit: absichtsvoll die Aufmerksamkeit von Moment zu Moment auf eine Erfahrung richten.

Beiseitetreten/Nachgeben: wenn ein Beschützer-Teil sich dazu bereit erklärt, beiseitezutreten, damit der Patient auf seinen Ziel-Teil zugreifen kann.

Beschützer: Teile, die darauf hinarbeiten, Schmerzen im Zaum zu halten.

Bezeugen: wenn das Selbst von der schmerzlichen Erfahrung eines verbannten Teils hört, sie sieht oder fühlt.

Direkter Zugang: wenn eine Therapeutin/ein Therapeut direkt mit einem Teil eines Patienten interagiert.

Eigenschaften des Selbst: Mitgefühl, Mut, Kreativität, Fürsorge, Verbundenheit, Klarheit, Neugier, Geduld, Beharrlichkeit, Gegenwärtigkeit, Perspektive, Verspieltheit.

Einladung: eine Handlung, die ein Teil nach dem Entlasten vollziehen kann, um die von ihm benötigten positiven Eigenschaften wie Mut, Verbindung, Freude und Liebe einzubringen.

Einsicht: die innere Erfahrung und der innere Prozess, eine Verbindung zu seinen Teilen aufzubauen und auf das Selbst zuzugreifen.

Entlasten: ein innerer Prozess, durch den sich ein Teil seiner Lasten entledigt.

Erlaubnis: ein Aspekt der Systemischen Therapie mit der Inneren Familie, der besagt, dass nur mit Teilen gearbeitet werden kann, wenn der Beschützer-Teil seine ausdrückliche Erlaubnis dazu gegeben hat.

Externalisierung: der Prozess, Persönlichkeitsanteile konkret in Form von Zeichnungen, Figuren, Knetmodellen oder Gegenständen darzustellen.

Familien-Führung: die Eigenschaften des Selbst benutzen, um die (innere) Familie zu leiten.

Feuerbekämpfer: reaktive Teile, die nach Auslösung psychischer Schmerzen diese bekämpfen.

Für einen Teil sprechen: wenn das Selbst die Gefühle oder Überzeugungen eines Teils wiedergibt, statt direkt vom aktivierten Teil selbst her zu sprechen.

Gewahrsein der Teile des Therapeuten/der Therapeutin: die Fähigkeit des Therapeuten/der Therapeutin, sich der eigenen Persönlichkeitsanteile während und nach einer Sitzung mit Patienten bewusst zu sein und mit ihnen zu arbeiten.

Herausholen aus der Vergangenheit: der Prozess, in dem das Selbst des Patienten einen in der Vergangenheit feststeckenden Teil aus dieser schmerzlichen Erfahrung herausnimmt.

Kehrtwende: ein Richtungswechsel, bei dem man sich nicht auf das Verhalten eines anderen Menschen, sondern auf die eigenen Teile konzentriert.

Körperkarte: eine Externalisierungsmethode, mit der Teile in den Körperumriss eines Kindes gezeichnet werden.

Lasten: die schmerzlichen Überzeugungen, Gefühle und körperlichen Empfindungen, die Teile annehmen und in sich tragen.

Lösen: wenn sich ein Teil von anderen differenziert und löst, um die Beziehung zum Selbst zu ermöglichen.

Manager: proaktive Teile, deren Ziel die Reduzierung psychischer Schmerzen ist.

Nach innen gehen: seine Aufmerksamkeit von der äußeren auf die innere Welt richten, indem die Augen geschlossen oder sanft auf einen Punkt neu ausgerichtet werden.

Polarisierte Eltern-Teile: ein elterlicher Beschützer-Teil, der im Konflikt mit einem kindlichen Beschützer oder Verbannten steht.

Polarisierung: wenn zwei Persönlichkeitsanteile darüber in Opposition stehen, wie der Patient sich fühlen, wie er denken oder sich verhalten sollte.

Positive Absicht: die Überzeugung, dass alle Teile versuchen, Hilfreiches und Gutes für uns zu tun, ungeachtet dessen, was dabei herauskommt.

Selbst: die jedem Menschen innewohnende gesunde, kluge und mitfühlende Präsenz.

Selbst-Energie der Therapeutin/des Therapeuten: der Einsatz des geerdeten Selbst des Therapeuten/der Therapeutin als zusätzliche Quelle der Weisheit.

Selbst-geleitet: wenn ein Individuum die Fähigkeit besitzt, seine eigenen Teile und die anderer von einer klugen und geerdeten emotionalen Warte aus zu hören, zu verstehen, anzuerkennen und wertzuschätzen.

Teile: innere Teilpersönlichkeiten, die über die gesamte Bandbreite an Gefühlen, Gedanken, körperlichen Empfindungen und Überzeugungen verfügen.

Übernahme: wenn ein Teil so sehr mit dem Patienten/der Patientin verschmolzen ist, dass dieser/diese keinen Zugang mehr zur Selbst-Energie hat.

Verbannte: verletzte Teile, die aus dem Gewahrsein verbannt wurden.

Verhandeln: der Prozess, bei dem man den Beschützer-Teilen dabei hilft, zu verstehen, warum es in ihrem eigenen Interesse ist, den Zugang zu einem anderen Teil zu erlauben, damit Heilung möglich ist.

Verschmelzen: wenn die Überzeugungen und Gefühle eines Teils mit dem Selbst oder anderen Teilen verschmolzen sind.

Virtuelles Treffen von Teilen: eine Methode, durch die zwei polarisierte Teile in der Gegenwart des Selbst voneinander erfahren.

Ziel-Teil: der Teil, an dem Patient*in und Therapeut*in arbeiten.

Quellen

Ainsworth, M. D. S. Attachment: Retrospect and prospect. In: Parkes, C. M., and Stevenson-Hinde, J. (Eds.), *The place of attachment in human behavior*, New York: Basic Books, 1982, 3–30.

American Psychiatric Association (5: 2013). *Diagnostic and statistical manual of mental disorders*, Washington.

Biggs, A. *Polly and her parts,* Oak Park: The Center for Self-Leadership, 2013.

Bowlby, J. *Bindung. Eine Analyse der Mutter-Kind-Beziehung,* München: Kindler, 1975.

Bradshaw, J. *Das Kind in uns. Wie finde ich zu mir selbst*, München: Droemer Knaur, 2000.

Carter, R. *The new science of personality, identity, and the self*, London: Little, Brown, 2008.

Doidge, N. *Neustart im Kopf: Wie sich unser Gehirn selbst repariert*, Frankfurt/Main: Campus, 2017.

Earley, J. *Meine innere Welt verstehen: Selbsttherapie mit Persönlichkeitsanteilen*, München: Kösel-Verlag, 2014.

Earley, J. *Self-therapy: A step-by-step guide to advanced IFS techniques for working with protectors*, Larkspur: Pattern System Books, 2016.

Forgash, C. & Copeley, M. (Eds.) *Healing the heart of dissociation wit EMDR and ego state therapy*, New York: Springer Publishing Co., 2008.

Freud, S. *Gesammelte Werke. Chronologisch geordnet,* zuerst erschienen bei Imago, London, 1940–1952, Nachdruck beim Fischer Taschenbuch-Verlag, Frankfurt/Main, 1999.

Gomez, Ana M. EMDR therapy and adjunct approaches with children: Complex trauma, attachment and dissociation. In: Gomez, A. M. & Krause, P. K. (Eds.) *EMDR therapy and the use of family systems strategies with children*, New York: Springer Publishing, 2013, 299–319.

Goulding, R. & Schwartz, R. C. *The mosaic mind: Empowering the tormented selves of child abuse survivors*, New York: W. W. Norton & Co., 1995.

Greeson, J. & Eisenlohr-Moul, T. Mindfulness-based stress reduction for chronic pain. In: Baer, R. S. (Ed.) *Mindfulness-based treatment approaches: Clinician's guide to evidence base and applications*, London: Elsevier, 2014, 269–289.

Haley, J. *Ablösungsprobleme Jugendlicher. Familientherapie – Beispiele – Lösungen*, München: Pfeiffer, 1981.

Hazlett-Stevens, H. Mindfulness-based stress reduction for comorbid anxiety and depression: Case report and clinical considerations. In: *The Journal of Nervous and Mental Disease* 200(11), 2012, 999–1003.

Herbine-Blank, T., Kerpelman, D. & Sweezy, M. *Intimacy from the inside out: Courage and compassion in couple therapy*, New York: Routledge, 2015. (Die deutsche Ausgabe ist in Vorbereitung und wird 2021 im Arbor Verlag erscheinen.)

Hume, D. *Ein Traktat über die menschliche Natur*, Hamburg: Felix Meiner Verlag, 2013.

Jung, C. G. & Campbell, J. *The portable Jung*, New York: Penguin Books, 1976.

Kabat-Zinn, J. *Achtsamkeit für Anfänger*, Freiburg: Arbor Verlag, 2019.

Krause, P. IFS with children and adolescents. In: Sweezy, M. & Zizkind, L. (Eds.) *Internal family systems therapy: New dimensions*, New York: Routledge, 2013, 35–54.

Kropp, J. *Nathan meets his monsters*, Lake Shore: New Day Enterprises, 2012.

Kunhardt, J., Spiegel, L. & Basile, S. *A mother's circle: Wisdom and reassurance from other mothers on your first year with baby*, New York: Avon Books, 1996.

Landreth, G. L. *Play Therapy: The Art of Relationship,* New York: Routledge, 2012.

Mahler, M., Pine, F. & Bergman, A. *Die psychische Geburt des Menschen: Symbiose und Individuation*, Frankfurt/Main: Fischer Taschenbuch-Verlag, 2008.

McConnell, S. Embodying the internal family. In: Sweezy, M. & Zizkind, L. (Eds.) *Internal family systems therapy: New dimensions*, New York: Routledge, 2013, 90–106.

Minuchin, S. *Familie und Familientherapie. Theorie und Praxis struktureller Familientherapie,* Freiburg i. Br.: Lambertus Verlag, 1977.

Mones, A. & Schwartz, R. C. The functional hypothesis: A family systems contribution toward an understanding of the healing process of the common factors, In: *Journal of Psychotherapy Integration, 17* (4), 2007, 314–329.

Mones, A. *Transforming troubled children, teens, and their families: An Internal Family Systems model for healing*, New York: Routledge, 2014.

Mones, Arthur. *KidsWorld: Inside and out. A psychotherapeutic game*, Wood Dale: Stoelting Company, 2014.

Ogden, P. *Trauma und Körper: Ein sensumotorisch orientierter psychotherapeutischer Ansatz*, Paderborn: Junfermann Verlag, 2009.

Phelan, T. *Die 1-2-3-Methode für Eltern: Konsequent fördern und zum Lernen motivieren*, Mülheim an der Ruhr: Verlag an der Ruhr, 2005.

Ray, D. & Landreth, G. Child centered play therapy. In: D. Crenshaw & A. Stewart (Eds.) *Play therapy: A comprehensive guide to theory and practice*, New York: Guilford, 2015, 3–16.

Real, T. *The new rules of marriage*, New York: Ballantine Books, 2007.

Rowan, J. *Subpersonalities: The people inside us*, London: Routledge, 1990.

Sass, S. M., Berenbaum, H. & Abrams, E. M. Discomfort with emotion moderates distress reduction in a brief mindfulness intervention. *International Journal of Behavioral Consultation and Therapy* 7(4), 2013, 24–27.

Satir, V. *Selbstwert und Kommunikation. Peoplemaking. Familientherapie für Berater und zur Selbsthilfe,* München: Pfeiffer, 1975.

Satir, V. *Meine vielen Gesichter. Wer bin ich wirklich?,* München: Kösel-Verlag, 1988.

Schwartz, R. C. *Systemische Therapie mit der inneren Familie*, Stuttgart: Klett-Cotta, 2018.

Schwartz, R. C. *You are the one you've been waiting for: Bringing courageous love to intimate relationships*, Oak Park: Trailheads, 2008.

Shadick, N. Sowell, N., Schwartz, R. C. et al. A randomized controlled trial of an internal family systems-based psychotherapeutic intervention on outcomes in rheumatoid arthritis: A proof-of-concept study. In: *Journal of Rheumatology, 2013,* http://www.jrheum.org/content/early/2013/08/10/jrheum.121463

Shadick, N., Sowell, N., Frits., M. L., Hoffman, S. M., Hartz, S. A., Booth, F. D., Sweezy, M., Rogers, P. R., Dubin, R. L., Atkinson, J. C., Friedman, A. L., Augusto, F., Iannaccone, C. K., Fossel, A. H., Quinn, G., Cui, J., Losina, E. & Schwartz, R. C. A randomized controlled trial of an internal family systems-based psychotherapeutic intervention on outcomes in rheumatoid arthritis: A proof-of-concept study, In: *Journal of Rheumatology*, 2013, http://www.jrheum.org/content/early/2013/08/10/jrheum.121465.

Shapiro, F. *EDMR: The breakthrough »eye movement« therapy for overcoming anxiety, stress, and trauma*, New York: Basic Books, 1998.

Siegel, D. *Mindsight. Die neue Wissenschaft der persönlichen Transformation,* München: Goldmann, 2012.

Steinberg, M. *The stranger in the mirror*, New York: Harper Collins, 2001.

Stone, H. & Stone, S. *Du bist viele. Das 100-fache Selbst und seine Entdeckung durch die Voice-Dialogue-Methode*, München: Heyne Verlag, 1997.

Van der Kolk, B., Weisaeth, L, van der Hart, O. History of Trauma in Psychiatry. In: Van der Kolk, B., McFarlane, A., Weisaeth, L. (Eds.) *Traumatic Stress,* New York: Guilford, Paperback edition 2007.

Van der Kolk, Bessel *Verkörperter Schrecken: Traumaspuren in Gehirn, Geist und Körper und wie man sie heilen kann*, Lichtenau: G. P. Probst Verlag, 2018.

Watkins, J. & Watkins, H. *Ego-States – Theorie und Therapie: Ein Handbuch*, Heidelberg: Carl-Auer-Verlag, 2012.

Weintraub, A. *Yoga for depression: A compassionate guide to relieve suffering through yoga*, New York: Broadway Books, 2004.

Die Autorin

Lisa Spiegel erhielt ihren Master-Abschluss in Entwicklungspsychologie an der Columbia University. Sie ist zertifiziert als IFS-Therapeutin, als Paartherapeutin (Relational Life Institute) sowie für LifeForce Yoga®. Darüber hinaus ist sie in EMDR (Eye Movement Desensitization and Reprocessing) ausgebildet. Sie verbindet in ihrer therapeutischen Arbeit Gesprächstherapie, Trauma-Arbeit, Yoga, Achtsamkeit und Elternberatung. Lisa Spiegel gründete 1987 *Soho Parenting*, eine psychotherapeutische Beratungspraxis für Eltern, Kinder und Paare in New York City, und kann auf über 30 Jahre Erfahrung in der Arbeit mit Kindern zurückblicken.

Weitere Literatur aus dem Arbor Verlag

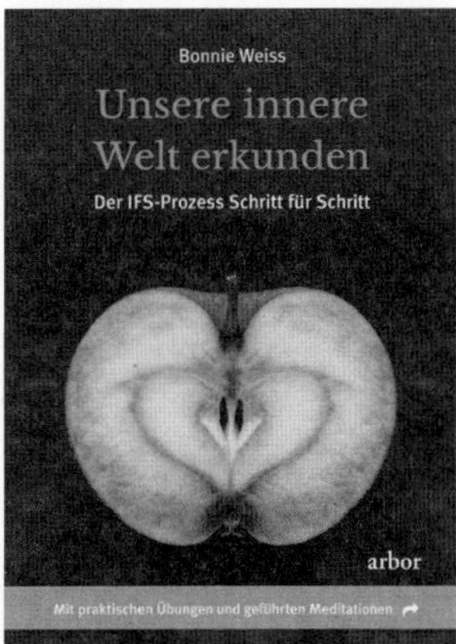

ISBN 978-3-86781-259-7

BONNIE WEISS

Unsere innere Welt erkunden

Der IFS-Prozess Schritt für Schritt:
Mit praktischen Übungen
und geführten Meditationen

Dieses Übungsbuch ermöglicht es, selbstständig Zugang zu den eigenen Teilen zu bekommen und sich selbst besser kennenzulernen. Ebenso ist es für alle psychotherapeutisch Tätigen geeignet, die IFS ihren Klient*innen und Patient*innen vermitteln möchten.

Mit drei angeleiteten Meditationen zum Download:

- Ins Selbst kommen
- Die Beschützer würdigen
- Einen aktivierten Verbannten besänftigen

Arbor Verlagsprogramm

Umfangreiche Informationen zu unseren Themen, ausführliche Leseproben aller unserer Bücher, einen versandkostenfreien Bestellservice und unseren kostenlosen Newsletter. All das und mehr finden Sie auf unserer Website.

www.arbor-verlag.de

Mehr von Lisa Spiegel

www.arbor-verlag.de/lisa-spiegel

Arbor Seminare

Die gemeinnützige *Arbor-Seminare gGmbH* organisiert regelmäßig Seminare und Weiterbildungen mit führenden VertreterInnen achtsamkeitsbasierter Verfahren. Zudem informiert sie über aktuelle Entwicklungen in diesem Bereich und trägt Achtsamkeit auf diese Weise nachhaltig in die Gesellschaft. Nähere Informationen finden Sie unter:

www.arbor-seminare.de

Arbor Online-Center

Mit dieser Plattform hat Arbor einen virtuellen Ort der Inspiration und des Lernens rund um das Thema Achtsamkeit geschaffen. Lernen Sie die AutorInnen unserer Bücher und die ReferentInnen unserer Veranstaltungen kennen: in Interviews, Vorträgen, Meditationsübungen, Webinaren, Podcasts sowie Online-Kursen und zahlreichen weiteren Ressourcen.

www.arbor-online-center.de